EXTRAIT DES LIVRES DE FONDS
ET D'ASSORTIMENT,

QUI SE TROUVENT CHEZ MÉQUIGNON L'AÎNÉ, PÈRE, LIBRAIRE DE LA FACULTÉ DE MÉDECINE ET DES HOSPICES CIVILS ET MILITAIRES,

Rue de l'École de Médecine, n° 9, à Paris.

L'astérisque indique les Livres de fonds. Tous les ouvrages sont vendus brochés.

A

*Abrégé d'Anatomie, à l'usage des élèves. *Paris*, 1783, 2 vol. in-12.   4 fr.

*Abrégé des Principes d'Anatomie et de Chirurgie, pour faciliter l'étude de cette science aux élèves, par *Rist. Strasbourg*, 1767, gr. in-4.   4 fr.

Adelon. Physiologie de l'Homme. 4 vol. in-8. *Paris*, 1825-24.   28 fr.

Alard. Du Siége et de la Nature des Maladies. *Paris*, 1821, 2 vol. in-8.   12 fr.

— De l'Inflammation des Vaisseaux absorbans, lymphatiques, dermoïdes et sous-cutanés, avec 4 figures représentant leurs diverses formes. 2e édit. *Paris*, 1824, in-8.   6 fr.

*Aldini. Essai théorique et expérimental sur le Galvanisme. *Paris*, 1804, 2 vol. in-8. fig.   8 fr.

Alibert. Nouveaux Élémens de Thérapeutique et de Matière médicale. 5e édit. *Paris*, 1825, 2 vol. in-8.   18 fr.

— Traité des Fièvres pernicieuses. 5e édit. *Paris*, 1820, in-8. fig.   7 fr.

— Précis théorique et pratique sur les Maladies de la Peau. 2e édit. *Paris*, 1822, 2 vol. in-8.   14 f.

— Description des Maladies de la Peau observées à l'hôpital Saint-Louis, et exposition des meilleures méthodes suivies pour leur traitement. *Paris*, 1806, gr. in-fol. pap. vél. fig. color. Chaque livraison,   50 fr.
  (Il en a paru 10, et l'ouvrage doit en avoir 12.)

— Nosologie naturelle, ou les Maladies du Corps humain, distribuées par familles. *Paris*, 1816, tome Ier, 1 vol. gr. in-4. pap. vél. avec figures magnifiquement coloriées.   110 fr.
  (L'ouvrage aura deux volumes.)

*Alin. De la Hernie intestinale incomplète, avec gangrène. *Paris*, 1802, in-8.   1 f. 80 c.

Andral. Clinique médicale, ou Choix d'observations recueillies à la Clinique de M. *Lerminier.* 1re partie, Fièvres; 2e partie, Maladies de poitrine. *Paris*, 1823-25, 2 vol. in-8.   14 fr.

Annales de Chimie, ou Recueil de Mémoires concernant la Chimie et les Arts qui en dépendent, par MM. *Guyton de Morveau, Lavoisier, Bertollet, Fourcroy. Paris*, 1789 à 1816 inclusiv. 96 vol. in-8. fig.   452 fr.

— Table générale raisonnée des Matières contenues dans les 50 premiers vol. *Paris*, 1801, in-8.

— Table générale raisonnée des Matières contenues dans les vol. 51 à 96 exclusivement. 2 vol. in-8.   14 fr.

Annales du Muséum d'Histoire naturelle, par les Professeurs de cet établissement. *Paris*, 1802-1815, 20 vol. in-4. fig.   600 f.

Annuaire médico-chirurgical des Hôpitaux et Hospices civils de Paris, ou Recueil de Mémoires et Observations, par les Médecins et Chirurgiens de ces établissemens. *Paris*, 1819, in-4. et atlas de 15 planches gr. in-fol.   36 fr.

Antommarchi. Planches anatomiques du corps humain, exécutées d'après les dimensions naturelles.
  (L'ouvrage sera publié en 15 livraisons de 5 à 6 planches chacune, avec l'explication. Dix livraisons sont en vente.)
  Le prix de chaque livraison sur grand-aigle en noir.   25 fr.
  — *Idem*, vélin, fig. color.   70 fr.

* Assolant. Recherches sur la Rate. *Paris*, an x, in-8.　　2 f. 50 c.

* Astruc. Traité des Maladies des Femmes, suivi de l'Art d'accoucher.
2e édit. *Paris*, 1778, 7 vol. in-12.　　12 fr.

* — Traité des Tumeurs. 2 vol. in-12. *Parisiis*, 1768.　　5 fr.

* — Tractatus Pathologicus. In-12. *Parisiis*, 1767.　　2 fr.

* — Tractatus Therapeuticus. In-12. *Parisiis*, 1767.　　3 fr.

Audin Rouvière. La Médecine sans Médecins, ou Manuel de Santé. 5e édit.
Paris, 1825, in-8.　　6 fr.

Authenac. Manuel médico-chirurgical. *Paris*, 1821, 2 vol. in-8.　　12 fr.

* Aulagnier. Recherches sur l'emploi du Feu dans les Maladies réputées
incurables. *Paris*, an xiii, in-8.　　1 fr. 50 c.

* — Traité de la Fièvre jaune, trad. de l'angl. de *Moultrie*. *Paris*, 1805,
in-8.　　1 fr. 50 c.

B

Baglivi. Opera omnia medico-practica. *Lugduni*, 1719, in-4.　　10 fr.

Ballonii Opera omnia, ed. *Tronchin*. 4 vol. in-4.　　32 fr.

Barbier. Traité d'Hygiène appliquée à la Thérapeutique. *Paris*, 1811,
2 vol. in-8.　　10 fr. 50 c.

— Traité de Matière médicale. 2e édit. *Paris*, 1824, 5 vol. in-8.　　26 fr.

* Baron. Formules des Hôpitaux de Paris, lat. et franç. *Paris*, 1792,
in-12.　　2 fr. 50 c.

Barthez. Nouveaux Élémens de la Science de l'Homme. 2e édit. *Paris*,
1806, 2 vol. in-8.　　13 fr.

— Consultations de Médecine, publiées par *Lordat*. Nouv. édit. *Paris*,
1820, in-8.　　6 fr.

— Mémoire sur le Traitement méthodique des fluxions et sur les coliques
iliaques. *Montpellier*, 1816, in-8.　　1 fr. 80 c.

— Traité des Maladies goutteuses. 2e édit. *Montpellier*, 1819, 2 volumes
in-8.　　12 fr.

— (Exposition de la Doctrine médicale de), par *Lordat*. *Paris*, 1818,
in-8.　　5 f. 50 c.

* Baudelocque. L'Art des Accouchemens, 6e édit. revue, corrigée, et précédée de l'Éloge de l'auteur, par M. *Leroux*, et d'une Notice sur sa vie
et ses ouvrages, par M. *Chaussier*. *Paris*, 1822, 2 v. in-8. fig.　　18 fr.

* — Principes sur l'Art des Accouchemens, par demandes et réponses, en
faveur élèves en médecine et en chirurgie, et des élèves sages-femmes.
5e édit. précédée de l'Eloge de l'auteur, et enrichie de 30 fig. en
taille-douce propres à en faciliter l'étude. *Paris*, 1821, 1 fort vol.
in-12　　6 fr.

　(*Ces deux ouvrages sont mis, par ordre du gouvernement, au rang des livres
classiques à l'usage des élèves des écoles d'accouchement de la France.*)

Baumé. Élémens de Pharmacie. 9e édition revue par *Bouillon-Lagrange*.
Paris, 1818, 2 vol. in-8.　　15 fr.

* Baumes. Traité des Convulsions dans l'Enfance, de leurs causes et de leur
traitement. 2e édit. *Paris*, 1805, in-8.　　6 fr.

* — Traité de la première Dentition, des Maladies souvent très-graves qui
en dépendent, et où l'on trouve la meilleure manière de conduire et
élever les enfans. *Paris*, 1806, in-8.　　6 fr.

* — Traité de la Phthisie pulmonaire, connue vulgairement sous le nom
de Maladie de Poitrine. 2e édition. *Paris*, 1805, 2 vol. in-8.　　12 fr.

* — Traité de l'Ictère ou Jaunisse des Enfans de naissance. 2e édit. *Paris*,
1806, in-8.　　2 fr.

* — Traité de l'Amaigrissement des Enfans, accompagné de l'élévation du
Ventre, maladie du Mésentère vulgairement connue sous le nom de
Carreau. 2e édit. *Paris*, 1806, in-8.　　2 fr.

* — Traité sur le Vice scrophuleux, et sur les maladies qui en proviennent.
2e édit. *Paris*, 1805, in-8.　　6 fr.

Bayle. Petit Manuel d'Anatomie descriptive. 2e édition. *Paris*, 1824,
in-18.　　5 fr.

* Beauchesne. De l'Influence des affection de l'Ame dans les Maladies
nerveuses des Femmes. *Paris*, 1781, in-8.　　3 f.

Béclard. Élémens d'Anatomie générale. *Paris*, 1823, in-8.　　9 fr.

BÉGIN. Traité de Thérapeutique coordonnée d'après les Principes de la nouvelle doctrine médicale. *Paris*, 1825, in-8. (Sous presse.)

— Principes généraux de Physiologie pathologique. *Paris*, 1821, in-8. 6 fr.

— Application des Principes de la Doctrine physiologique à la Chirurgie. *Paris*, 1823, in 8.
3 fr. 60 c.

— Nouveaux Élémens de Chirurgie et de Médecine opératoire. *Paris*, 1824, in-8.
9 fr. 50 c.

*BELLOC. Cours de Médecine légale, théorique et pratique, ouvrage utile, non-seulement aux Médecins et aux Chirurgiens, mais encore aux Juges et aux Jurisconsultes; suivi des Lois d'exemption du service militaire pour cause d'infirmités. 3e édit. *Paris*, 1819, in-8.
6 fr.

BERTIN (R. S.). Traité des Maladies du Cœur et des gros vaisseaux; rédigé par *J. Bouillaud*. *Paris*, 1824, in-8. fig.
7 fr.

*BERTIN. Traité d'Ostéologie. Nouv. édit. augmentée d'un Mémoire sur l'Ossification. *Paris*, 1783, 4 vol. in-12. fig.
8 fr.

BERZELIUS. Nouveau système de Minéralogie. *Paris*, 1819, in-8. 4 fr.

— Essai sur la Théorie des proportions chimiques. *Paris*, 1819, in-8.
4 f. 50 c.

— De l'Emploi du Chalumeau dans les analyses chimiques. *Paris*, 1822, in-8. fig.
6 fr 50 c.

— Mémoire sur la Composition des Fluides animaux. *Paris*, 1814, in-8.
2 fr.

BEUDANT. Essai d'un Cours élémentaire et général des Sciences physiques (partie minéralogique). *Paris*, 1824, in-8. fig.
12 fr.

— Le même, fig. col.
15 fr.

— Essai d'un Cours élémentaire et général des Sciences physiques (partie Physique.) 3e édit. *Paris*, 1824, in-8. fig.
10 fr.

BICHAT. (Xav.) Anatomie générale appliquée à la Médecine et à la Physiologie. Nouv. édit. avec des additions par *Béclard*. *Paris*, 1821, 4 vol. in-8.
20 fr.

— Recherches physiologiques sur la Vie et la Mort. 4e édit. revue par *Magendie*. *Paris*, 1822, in-8.
6 fr. 50 c.

— Traité d'Anatomie descriptive. *Paris*, 1801, 5 vol. in-8.
25 f.

— Traité des Membranes en général . nouv. édit. *Paris*, 1816, in-8. 3 f. 60 c.

— Anatomie générale, précédée des Recherches physiologiques sur la Vie et la Mort. Nouv. édit. augmentée de Notes par *Maingaut*, avec le portrait de l'auteur. *Paris*, 1818, 2 vol. in-8.
14 fr.

BIOT. Précis élémentaire de Physique. 3e édit. *Paris*, 1824, 2 v. in-8. 16 fr.

BLAINVILLE (Ducrotay). De l'organisation des animaux, ou Principes d'anatomie comparée, tome 1er, 1823, in-8.
7 f. 50 c.

(L'ouvrage aura 4 vol.)

*BODARD. Cours de Botanique médicale comparée, ou Exposé des substances végétales exotiques, comparées aux Plantes indigènes, contenant la Description des Plantes, leurs propriétés respectives, les produits chimiques qu'on en peut tirer, leurs préparations pharmaceutiques, et leur emploi dans diverses maladies. *Paris*, 1810, 2 vol. in-8.
12 f.

*BOERHAAVE. Aphorismi de cognoscendis et curandis Morbis. *Paris*. 1745, in-12.
3 fr. 50 c.

*— Institutiones medicæ. *Paris*, 1783, in-12.
3 fr.

BIOGRAPHIE médicale, suite au Dictionnaire des Sciences médicales; par MM. *Jourdan*, *Bégin*, *Boisseau*, *Castel*, *Coutanceau*, etc. 7 vol. in-8. par souscription à raison de 6 fr. le vol. (Il en paraît 6 vol.)

BOISSEAU. Pyréthologie physiologique, ou Traité des fièvres considérées dans l'esprit de la nouvelle Doctrine médicale. 2e édit. *Paris*, 1824, in-8.
8 fr.

*BOIVIN (Mme). Mémorial de l'Art des Accouchemens, ou Principes fondés sur la pratique de l'hospice de la Maternité de Paris, et sur celle des plus célèbres praticiens nationaux et étrangers, suivi, 1o. des Aphorismes de *Mauriceau*; 2o. de ceux d'*Orazio Valota*; 3o d'une série de 140 gravures représentant le mécanisme de toutes les espèces d'accouchement tant naturels qu'artificiels : *ouvrage placé par décision ministérielle au rang des livres classiques à l'usage des élèves des écoles d'accouchement.* 3e édit. corrigée et considérablement augmentée dans le texte de remarques très étendues sur la structure de l'utérus, dans les gravures de 4 planches en taille-douce représentant l'utérus dans ses diverses proportions, et surtout de 6 tables synoptiques offrant le précis de 24,214 faits de pratique. *Paris*, 1824, 1 fort vol. in-S. de huit cents pages. 14 fr.

* — Nouveau Traité des Hémorrhagies de l'utérus; avec 124 observations tirées de la pratique des deux auteurs; trad. de l'angl. de *Rigby* et *Duncan*, précédé d'une Notice sur le Traitement des Hémorrhagies utérines, et suivi d'une Lettre de M. *Chaussier* sur la structure de l'Utérus. *Paris*, 1818, in-8. 6 f. 50 c.

— Mémoire sur les Hémorrhagies internes de l'Utérus. *Paris*, 1819, in-8. 3 f. 50 c.

— Recherches sur les Maladies tuberculeuses, trad. de l'angl. de *J. Baron*. *Paris*, 1825, in-8. fig. color. 7 fr. 50 c.

* BORDENAVE. Essai sur la Physiologie. *Paris*, 1787, 2 vol. in-12. fig. 4 fr.

BORDEU (Œuvres complètes de), par *Richerand*. *Paris*, 1818, 2 vol. in-8. 15 fr.

BOURGEOISE. Vade mecum du jeune Médecin. 2ᵉ édit. *Paris*, 1823, in-8. 5 fr.

* BOUVENOT. Recherches sur le Vomissement, sur ses causes multipliées, avec les secours qu'on peut lui opposer. *Paris*, 1802, in-8. 2 fr.

BOYER. Traité complet d'Anatomie. 4ᵉ édit. *Paris*, 1815, 4 v. in-8. 22 fr.

— Traité des Maladies chirurgicales, et des Opérations qui leur conviennent. 1818 à 1825, 10 vol. in-S. 60 fr.

BRARD. Nouveaux Élémens de Minéralogie, ou Manuel du Minéralogiste voyageur. 2ᵉ édit. *Paris*, 1824, in-8. fig. 9 fr.

BREMSER. Traité des Vers intestinaux qui se trouvent dans le corps de l'Homme : trad. de l'allem. par *Grundler*, et revu par *Blainville*. *Paris*, 1824, in-8. et atlas in-4. 12 fr.

BRESCHET. Essai sur les Veines du Rachis, la formation du Cal, la Hernie fémorale. *Paris*, 1819, in-4. fig. 7 fr.

BRIERRE et POTTIER. Élémens de Botanique, ou Histoire des Plantes considérées sous le rapport de leurs propriétés médicales et de leurs usages dans l'économie domestique et les arts industriels. *Paris*, 1825, in-12. 5 fr. 50 c.

* BROUSSAIS. Recherches sur la Fièvre hectique. *Paris*, an xi, in-8. 2 fr.

— Examen des Doctrines médicales et des Systèmes de nosologie. 3ᵉ édit. *Paris*, 1825, 2 vol. in-8. (Sous presse.)

— Histoire des Phlegmasies ou Inflammations chroniques, fondée sur de nouvelles observations de clinique et d'anatomie pathologique. 3ᵉ édit. *Paris*, 1822, 3 vol. in 8. 20 fr.

— (Leçons du docteur) sur les Phlegmasies gastriques, par *Caignou* et *Quémont*. 2ᵉ édit. *Paris*, 1823, in-8. 5 fr.

* BRUNAUD. De l'Hygiène des gens de lettres, ou Essai médico-philosophique sur les moyens les plus propres à développer ses talens et son aptitude naturelle pour les sciences, sans nuire à sa santé, et contracter de maladies; ouvrage utile à tous les hommes de cabinet et à ceux qui mènent une vie sédentaire. *Paris*, 1819, in-8. 7 fr.

BUCHAN. Médecine domestique, trad. de l'angl. par *Duplanil*. *Paris*, 1802, 5 vol. in-8. 24 fr.

BUFFON. Histoire naturelle générale et particulière. Nouv. édit. publiée par *Sonnini*. *Paris*, 1798-1807, 127 vol. in-8. fig. 370 fr.

— (Œuvres complètes de), publiées par M. *Lacépède*. *Paris*, 1816-1818, 12 vol. in-8. fig. 144 f.

C

CADET DE GASSICOURT. Formulaire magistral et Mémorial pharmaceutique. 5ᵉ édit. revue par M. *Bally*. *Paris*, 1823, in-18. 4 f.

* CALVET. Manuel théorique et pratique pour le Traitement et la Cure des maladies vermineuses. *Paris*, 1805, in-8. 1 fr. 25 c.
  (Cet ouvrage est aussi utile aux médecins qu'aux mères de famille.)

* CARBONELL. Élémens de Pharmacie fondés sur les Principes de la Chimie moderne; trad. du lat. par *Poncet*. Nouv. édit. *Paris*, 1812, in-8. 2 fr. 25 c.

* — Pharmaciæ elementa Chemiæ recentioris fundamentis innixa. *Barcinone*, 1800, in-8. 2 fr. 50 c.

CATÉCHISME de la Médecine physiologique, ou Dialogues entre un Savant et un jeune élève de M. *Broussais*, contenant l'exposé succinct de la nouvelle Doctrine médicale, et la Réfutation des objections qu'on lui oppose. *Paris*, 1824, in-8.   7 fr.

CELSI (A. C.) de re Medica libri octo. Editio nova, curantibus *Fouquier* et *Ratier*. *Parisiis*, 1823, 1 vol. in-18.   4 fr. 50 c.

— Le même, trad. en français par MM. *Fouquier* et *Ratier*. *Paris*, 1824, in-18.   4 fr. 50 c.

CHAPTAL. Chimie appliquée à l'Agriculture. *Paris*, 1823, 2 vol. in-8. 12 fr.

CHAUSSIER. Recueil anatomique à l'usage des élèves en Médecine, Chirurgie, des Peintres et des Sculpteurs. 2e edit. *Paris*, 1823, avec 22 planches gr. in-4.   15 fr.

— Recueil de Mémoires, Consultations et Rapports sur divers objets de médecine légale. *Paris*, 1824, in-8. fig.   10 fr.

CHOPART. Traité des Maladies des Voies urinaires. Nouv. édition avec des notes par M. *Pascal*. *Paris*, 1821, 2 vol. in-8.   12 fr.

CLOQUET (H.). Traité d'Anatomie descriptive. 3e édition. *Paris*, 1825, 2 vol. in-8.   14 fr.

— Nouveau Traité de Médecine pratique; trad. de l'angl. de *Robert-Thomas*. *Paris*, 1818, 2 vol. in-8.   14 fr.

— Faune des Médecins, ou Histoire naturelle des Animaux, et de leurs produits, publiée en 50 livraisons in-8. de 6 feuilles de texte, et de 2 planches. Prix de chaque livraison, figures noires.   2 fr.

— Figures coloriées.   3 fr.

    (Il en paraît 23 livraisons.)

CLOQUET (Jules). Recherches anatomiques sur les Hernies de l'Abdomen. *Paris*, 1817-1819, in-4. fig.   8 fr. 50 c.

— Anatomie des Vers intestinaux, ascarides, lombricoïdes et échinorhynques géants. *Paris*, 1824, in-4. fig.   7 fr.

— Anatomie de l'Homme, ou Description et figures lithographiées de toutes les parties du corps humain. L'ouvrage sera composé de 240 planches et de 120 feuilles de texte. Gr. in-fol. publié en 40 livraisons. Le prix est de 9 fr. chaque. (Il en paraît 21.)

COLLIN. Des diverses Méthodes d'exploration de la Poitrine, et de leur application au diagnostic de ces maladies. *Paris*, 1824, in-8. 2 fr. 50 c.

* COMBES-BRASSARD. L'Ami des Mères, ou Essai sur les Maladies des Enfans. *Paris*, 1819, in-8.   6 fr.

* COMPTES généraux des Hôpitaux, Hospices civils, Enfans abandonnés, Secours à domicile, etc., de la ville de Paris, par M. *Péligot*. *Paris*, 1805, gr. in-4.   10 fr.

COOPER (ASTLEY) et B. TRAVERS. Œuvres chirurgicales, trad. de l'angl. par *Bertrand*. *Paris*, 1823, 2 vol. in-8. avec 21 planches.   14 fr.

* CORVISART. Aphorismi de cognoscendis et curandis Morbis chronicis, excerpti ex H. Boerhaave. *Parisiis*, 1805, in-8.   2 fr. 50 c.

— Essai sur les Maladies et les Lésions organiques du Cœur et des gros Vaisseaux. 3e édit. *Paris*, 1818, in-8.   7 fr.

COSTER. Manuel d'Opérations chirurgicales, contenant les principaux procédés opératoires de M. *Lisfranc*. *Paris*, 1824, in-8.   4 fr. 50 c.

CRUVEILHIER. Essai sur l'Anatomie pathologique en général. *Paris*, 1816, 2 vol. in-8.   9 fr.

CULLEN. Élémens de Médecine pratique; trad. de l'angl. par *Bosquillon*. Nouv. édition, publiée par *Delens*. *Paris*, 1819, 3 vol. in-8.   18 fr.

* — Traité de Matière médicale; trad. de l'angl. par *Bosquillon*. *Paris*, 1789-1790, 2 vol. in-8.   10 fr.

CUVIER (F.). Des Dents des Mammifères, considérées comme caractères zoologiques. *Paris*, 1824, 1 vol. in-8. orné de 100 planches; publié en 11 livraisons. Prix,   35 fr.

CUVIER (G.). Leçons d'Anatomie comparée. *Paris*, an VII-XIV, 5 vol. in-8. fig.

— Le Règne animal distribué d'après son organisation, pour servir de base à l'Histoire naturelle des Animaux et d'introduction à l'Anatomie comparée. *Paris*, 1817, 4 vol. in-8. fig.   28 fr.

(6)

D

* Dagoreau. Dissertation sur les Entorses. *Paris*, 1802, in 8.   1 fr. 20 c.

Decandolle. Théorie élémentaire de Botanique. 2e édition. *Paris*, 1819, in-8.   7 fr.

— Prodromus systematis universalis regni vegetabilis. *Parisiis*, 1824, tome 1er, in-8.   18 fr.

* Debraux. Table générale des Thèses in-4. soutenues à la Faculté de Médecine de Paris, depuis 1789 jusqu'au 1er janvier 1816. *Paris*, 1816, in-4. 7 fr.

Delabarre. Traité de la seconde Dentition. *Paris*, 1819, in-8. avec 22 planches.   10 fr.

— Traité de la partie mécanique du Chirurgien-Dentiste. *Paris*, 1820, 2 vol. in-8. avec 42 planches.   16 fr.

* Delafontaine. Traité de la Plique polonaise, suivi d'observations sur cette maladie ; trad. de l'all. par *Jourdan. Paris*, 1808, in-8. fig. 3fr. 60c.

Delpech. Traité des Maladies réputées chirurgicales. *Paris*, 1816, 3 vol. in-8.   22 fr.

* Demangeon. Considérations physiologiques sur le pouvoir de l'imagination maternelle pendant la grossesse. *Paris*, 1807, in-8.   1 f. 50 c.

Demours. Précis théorique et pratique sur les Maladies des Yeux. *Paris*, 1821, in-8.   7 f. 50 c.

— Traité des Maladies des Yeux, avec des planches coloriées d'après nature, suivi de la Description de l'Œil humain ; traduit du latin de *Soemmering. Paris*, 1818, 3 vol. in-8. et 1 vol. in-4. de planches.   60 f.

* De Saint-Amand. Dissertation sur les pertes de Sang qui affectent les Femmes pendant la grossesse. *Paris*, 1803, in-8.   1 fr. 50 c.

* Desault (P. J.). Œuvres chirurgicales, ou Exposé de sa Doctrine et de sa Pratique, par Xav. Bichat son élève. 3e édit. considérablement augmentée, avec fig. *Paris*, 1813, 3 vol. in-8.   18 fr.

* — Maladies des Voies urinaires, avec fig. 3e édit. *Paris*, 1813, in-8. 6 fr.

* Desbois de Rochefort. Cours élémentaire de Matière médicale, suivi d'un Précis sur l'Art de Formuler. Nouv. édit. avec augmentations, corrections et changemens qu'exige l'état actuel des Sciences physiques et médicales ; par *Lullier-Winslow. Paris*, 1817, 2 vol. in-8.   13 fr.

* Desmonceaux. Traité des Maladies des Yeux et des Oreilles, considérées sous le rapport des quatre âges de la vie de l'Homme , avec les remèdes et les moyens propres à les préserver des accidens ; avec fig. *Paris*, 1806, 2 vol. in-8.   12 fr.

Devaux. L'Art de faire des Rapports en Chirurgie. *Paris*, 1746, in-12. rel.   3 fr. 25 c.

* Deville. Mémoire sur l'Épidémie du choléra morbus, qui a régné au Bengale. *Paris*, 1819, in-8.   1 fr. 50 c.

Dictionnaire des termes de médecine, chirurgie, anatomie, pharmacie, histoire naturelle, botanique, physique, chimie, art vétérinaire, etc. ; par MM. *Bégin, Boisseau, Jourdan* et *Dupuy*, professeur à l'Ecole vétérinaire d'Alfort. *Paris*, 1823, in-8.   8 fr.

Dictionnaire classique d'Histoire naturelle , 15 vol. in-8. ; par MM. *Audouin, Bourdon, Brogniart, Edwards, Flourens, Jussieu, Richard*, etc. ; publié par souscription ; chaque volume est accompagné d'un cahier de 10 planches. Prix de chaque livraison, figures noires.   12 fr.
— Figures coloriées.   14 fr.
(Les 7 premières livraisons sont en vente.)

Dictionnaire de Médecine , par MM. *Adelon, Béclard, Biett, Breschet, Chomel, Cloquet, Georget, Marc, Marjolin, Orfila*, etc. 20 vol. in-8. Par souscription à 6 f. 50 c. le volume. (Il en paraît 12 volumes.)

* Dictionnaire de Santé, suivi du Dictionnaire de Chirurgie. 3 vol. petit in-8.   15 fr.

Dictionnaire des Sciences médicales, par MM. *Alard, Alibert, Boyer, Chaussier, Cuvier, Marjolin, Mérat, Pinel, Virey*, etc. *Paris*, 1812-1822, 60 vol. in-8.   360 fr.

Dictionnaire abrégé des Sciences médicales , par une partie des collaborateurs (*Bégin, Boisseau, Jourdan*). 15 vol. in-8. par souscription à 6 fr. le volume. (Il en paraît 12.)

Dᴉᴄᴛɪᴏɴɴᴀɪʀᴇ des Sciences naturelles, par les professeurs du Jardin du Roi. Par souscription à raison de 6 fr. le vol. (Il en paraît 53.) figures noires, composées de 20 planches par cahier, à raison de   5 fr.

* Dɪᴏɴɪs. Cours d'Opérations de Chirurgie, avec fig. 8ᵉ édition revue par M. *Lafaye. Paris*, 1782, in-8.   7 fr.

* Dᴏᴜʙʟᴇᴛ. Traité de la Fièvre puerpérale. *Paris*, 1791, in-12. 2 fr. 50 c.

* — Mémoire sur la nécessité d'établir une réforme dans les Prisons, et sur les moyens de l'opérer. *Paris*, 1792, in-8.   2 fr.

Dᴜᴄᴀᴍᴘ. Traité des Rétentions d'urine causées par le rétrécissement de l'urètre. 3ᵉ édit. *Paris*, 1825, in-8. fig.   5 fr.

* Dᴜᴄʜᴀɴᴏʏ. Mémoire sur l'usage des Narcotiques dans les Fièvres intermittentes. 1773. In-12.   60 c.

* — Remarques sur la Paralysie des extrémités inférieures, trad. de l'angl. de *Pott. Paris*, 1783, in-8.   1 fr. 50 c.

* Dᴜᴄʜᴇsɴᴇ. Tableau mécanique et mouvant pour les Accouchemens. Fig. col. sur carton.   2 fr.

* Dᴜꜰʀᴇsɴᴏʏ. Des caractères, du traitement et de la cure des Dartres, de la Paralysie des extrémités inférieures, etc., par l'usage du rhus radicans, du narcisse des prés. *Paris*, 1799, in-8.   2 fr. 50 c.

Dᴜᴘᴜʏᴛʀᴇɴ. De la Lythotomie, thèse présentée au Concours pour la chaire de médecine opératoire. *Paris*, 1812, in-4.   7 fr.

* Dᴜᴛɪʟʟᴇᴜʟ. L'Art de formuler selon les règles de la chimie pharmaceutique. *Lille*, 1801, in-12.   2 fr. 50 c.

* — Manuel des Goutteux. *Paris*, 1802, in-12.   1 fr. 50 c.

Dᴜᴛʀᴏᴄʜᴇᴛ (H.). Recherches anatomiques et physiologiques sur la structure des Animaux et Végétaux, et sur leur motilité, avec 2 planches. *Paris*, 1824, in-8.   4 fr.

E et F

Eᴅᴡᴀʀᴅs. De l'influence des Agens physiques sur la Vie. *Paris*, 1824, in-8.   8 fr.

Fʟᴏʀᴇ française, ou Description succinte de toutes les Plantes qui croissent naturellement en France; par *Lamarck* et *Décandolle*. 3ᵉ édit. *Paris*, 1805, 6 vol. in-8.   48 fr.

Fʟᴏʀᴇ du Dictionnaire des Sciences médicales, décrite par *Chaumeton*, *Chambert* et *Poiret*, peinte par *Turpin*. 107 livraisons formant 8 vol. in-8. fig.   214 fr.

Fᴏᴅᴇʀᴀ. Recherches expérimentales sur l'Absorption et l'Exhalation. Mémoire couronné par l'Institut royal de France. (Académie des Sciences.) *Paris*, 1824, in-8. fig. col.   2 fr. 50.

Fᴏᴅᴇʀᴇ́. Traité de Médecine légale et d'Hygiène publique. *Paris*, 1813, 6 vol. in-8.   25 fr.

— Leçons sur les Épidémies et l'Hygiène publique. *Strasbourg*, 1822-24, 4 vol. in-8.   28 fr.

* Fᴏʀᴍᴜʟᴀɪʀᴇ pharmaceutique à l'usage des hôpitaux civils et militaires de la France, rédigé par le Conseil de santé des armées, et approuvé par S. Ex. le ministre secrétaire d'état au département de la guerre. *Paris*, 1821. in-8.   5 fr.

* Fᴏᴜʀᴄʀᴏʏ. Entomologia Parisiensis, sive Catalogus Insectorum quæ in agro Parisiensi reperiuntur. *Parisiis*, 1785, 2 vol. in-12.   3 fr.

Fʀᴀɴᴋ. Traité de Médecine pratique, trad. du lat. par *Goudareau. Paris*, 1820-1823, 5 vol. in-8.   24 fr.

* Fʀᴇɪɴᴅ. Opera omnia Medica. *Parisiis*, 1735, in-4.   10 fr.

G

* Gᴀʟʟᴏᴛ. Recherches sur la Teigne, suivies des Moyens curatifs nouvellement employés pour la guérison de cette Maladie. *Paris*, 1805, in-8. 2 fr.

* Gᴀᴜᴛʜɪᴇʀ-ᴅᴇ-Cʟᴀᴜʙʀʏ. Nouvel Avis aux Mères qui veulent nourrir. *Paris*, 1783, in-18.   1 fr. 80 c.

* Gᴀᴠᴀʀᴅ. Traité de Miologie, suivant la méthode de *Desault*. Nouv. édit. *Paris*, 1800, in-8.   4 fr. 50 c.

* — Traité d'Ostéologie. 3ᵉ édit. *Paris*, 1805, 2 vol. in-8.   10 fr.

* — Traité de Splanchnologie. 3ᵉ édit. *Paris*, 1809, in-8. (Rare.)   10 fr.

* Geoffroy. Ars sanitatem conservandi; poema. *Paris.* 1771, in-8. 2 fr. 5o c.
— Le même poëme, en français. In-8.   5 fr.
* — Dissertation sur l'organe de l'ouïe. *Amsterdam*, 1778, in-8.   2 fr.
* Goubelly. Connaissances nécessaires sur la Grossesse, et les Maladies laiteuses. *Paris*, 1785, 2 vol. in-12.   6 fr. 5o c.
Goupil. Exposition des principes de la nouvelle Doctrine médicale, avec un Précis des Thèses soutenues sur ses différentes parties. *Paris*, 1824, un fort vol. in-8.   8 fr.
* Guiare. Classification végétale, ou Exposé d'une nouvelle Méthode calquée sur celle de *Tournefort. Paris*, 1807, in-12.
Guibourt. Histoire abrégée des Drogues simples. *Paris*, 1820, 2 vol. in-8.   12 fr.

H

* Hallé. Recherches sur la nature et les effets du Méphytisme des Fosses d'aisance *Paris*, 1785, in-8.   2 fr. 5o c.
* Haller. Bibliotheca chirurgica. *Bernæ et Basileæ*, 1774-1775, 2 vol. in-4.
                                                                                                    20 fr.
— Elementa Physiologiæ Corporis humani. *Lausannæ*, 1757 à 1766, cum auctuario, 9 vol. in-4.
— Disputationes Chirurgicæ selectæ. *Lausannæ*, 1755, 5 vol. in-4. fig.
Haüy. Traité élémentaire de Physique. 3ᵉ édit. *Paris*, 1821, 2 vol in 8. fig.   15 fr.
— Traité de Minéralogie, 2ᵉ édit. *Paris*, 1822-1823, 4 vol. in-8. et atlas in-4.   6o fr.
* Hecker. Thérapeutique chirurgicale générale, trad. de l'allem. par *Roché. Paris*, 1804, in-8.   4 fr. 5o c.
* Hévin. Cours de Pathologie et de Thérapeutique chirurgicale. 3ᵉ édit. 2 vol. in-8. *Paris*, 1795.   8 fr.
* Hippocrate. Épidémies; traduit du grec par *Desmars. Paris*, 1767, in-12.   2 fr. 5o c.
* — Des Airs, des Eaux et des Lieux; trad. du grec par *Magnan. Paris*, 1787, in-12.   2 fr. 5o c.
* — Aphorismi grec et lat. edente *Lefebvre de Villebrune. Paris*, 1779, in 12.   3 fr.
— Opera omnia græcè et latinè edente *Foesio*, in-fol. *Francofurti*, 1621.
Hufeland. L'Art de prolonger la Vie de l'homme; trad de l'allem. par *Jourdan. Paris*, 1824, in 8.   6 fr.
* Hunter. Traité des Maladies vénériennes; trad. de l'angl. *Paris*, 1787, in-8. fig.   5 fr.

I et J

Itard. Traité des Maladies de l'Oreille et de l'Audition. *Paris*, 1821, 2 vol. in-8.   15 fr.
Jacobs. Traité de la Dissenterie en général. *Bruxelles*, an VIII, in-8   5 fr.
* — De Certitudine in medicinâ acquirandâ. *Brux.* an XIII, in-8. 1 fr. 5o c.
* — École pratique des Accouchemens. in-4. fig.   10 fr. 5o c.
* Jeannet Deslongrois. Conseils aux Femmes de quarante ans. *Paris*, 1787, in-12.   2 fr. 4o c.
Jourdan. Code pharmaceutique, traduction du *Codex medicamentarius, sive Pharmacopæa gallica. Paris*, 1821, in-8.   8 fr.

K et L

* Klein. Le Médecin interprète de la Nature. *Paris*, 1775, 2 vol. in-12. 4 fr.
* Laennec. De l'Auscultation médicale, ou Traité du Diagnostique des Maladies des poumons et du cœur, 2ᵉ édit. *Paris*, 1825, 2 vol. in-8. (Sous presse.)
Laennec. Pectoriloque ou Stéthoscope (instrument pour reconnaître les Maladies de poitrine).   2 fr. 5o c.
* Lafaye. Principes de Chirurgie. *Paris*, 1785, 8ᵉ édit. corrigée et augmentée. In-12.   3 fr.
* Laforest. L'Art de soigner les Pieds; contenant un Traité sur les Cors,

Verrues, Durillons, Oignons, Engelures, les accidents des Ongles, et leur difformités. 3e édit. *Paris*, 1788, in-12. fig. 2 fr. 25 c.

* Lafosse. Dictionnaire d'hippiatrique, cavalerie, manége et maréchallerie. *Paris*, 1775, 4 vol. in-8. 16 fr.

* Lagrésie. Essai sur le Traitement des Dartres. *Paris*, 1784, in-12. 1 f. 80 c.

Lamarck. (J. B. P.) Histoire naturelle des Animaux sans vertèbres. *Paris*, 1815 à 1822. 7 tomes en 8 vol. in-8. 55 fr.

* Lamotte. Traité complet de Chirurgie. Nouv. édit. publiée par *Sabatier*. *Paris*, 1771, 2 vol. in-8. 9 fr.

Landré-Beauvais. Séméiotique, ou Traité des Signes des Maladies. 3e édit. *Paris*, 1818, in-8. 7 fr.

* Lassus. Pathologie chirurgicale. Nouv. édit. *Paris*, 1809, 2 vol. in-8. 13 fr.

* — Traité des Fractures et Luxations; tr. de l'angl. *Paris*, 1788, in-12. 2 fr.

* — Manuel pratique d'Amputation des Membres; trad de l'angl. *Paris*, 1784, in-12. 2 fr.

* Laurain. Application de la méthode analytique à la recherche des effets du froid sur l'homme en santé et en maladie. *Paris*, 1803, in-8. 2 fr. 50 c.

Lavater. L'Art de connaître les Hommes par la physionomie. Nouv. édit. revue et augmentée par *Moreau de la Sarthe*. *Paris*, 1820-1821, 10 vol. gr. in-8. ornés de 600 fig. 100 fr.

Lawrence. Traité des Hernies; trad. de l'angl. par MM. *Béclard* et *J. Cloquet*. *Paris*, 1818, in-8 fig. 7 fr. 50 c.

* Leblanc. Précis d'opérations de Chirurgie. 2 vol. in-8. fig. 9 fr.

Lecieux, Renard, Laisné, Rieux. Médecine légale, ou Considérations sur l'infanticide, sur la manière de procéder à l'ouverture, spécialement dans les cas de visites judiciaires, etc. *Paris*, 1819, in-8. 4 fr. 50 c.

* Lefoulon. Essai sur les Fièvres adynamiques en général, suivi d'une Notice sur la Fièvre jaune. *Paris*, 1816, in-8. 5 fr.

* Legouas. Nouveaux Principes de Chirurgie. 4e édit. *Paris*, 1822, in-8. 8 fr. 50 c.

* Lepecq-de-la-Cloture. Collection d'Observations sur les Maladies et Constitutions épidémiques. *Paris*, 1776-1778, 3 vol. in-4. 22 fr.

* Lepelletier. Traité complet sur la Maladie scrophuleuse, les différentes variétés qu'elle peut offrir, et où l'on trouve les principes généraux de l'éducation la plus propre à garantir les enfans de cette fâcheuse maladie. *Paris*, 1818, in 8. 7 fr.

* Leroy (Alphonse). Des Pertes de Sang pendant la Grossesse, lors et à la suite de l'Accouchement. *Paris*, 1803, in-8. 2 fr. 25 c.

* — Médecine maternelle, ou l'Art d'élever et conserver les Enfans. *Paris*, 1803, in-8. 6 fr.

* — Manuel des Goutteux et des Rhumatisans. 2e édit. *Paris*, 1805, in-18. 2 fr. 50 c.

* Levret. Observations sur l'allaitement des enfans. *Paris*, 1781, in-12. 2 fr. 40 c.

— L'Art des Accouchemens. *Paris*, 1766, in-8. fig. 5 fr.

— Essai sur l'Abus des Règles. *Paris*, 1766, in-8. 4 f.

* Lewis. Connaissance pratique des Médicamens; trad. de l'angl. *Paris*, 1801, 3 vol. petit in-8. 10 fr. 50 c.

* Lind. Traité du Scorbut, divisé en trois parties, contenant des recherches sur la nature, les causes, et la curation de cette maladie; trad. de l'angl. Nouv. édit. *Paris*, 1788, 2 vol. in-12. 5 fr.

Lobstein. De nervi sympathetici humani fabrica, usu et morbis, Commentatio anatomico-physiologico-pathologica. *Paris*. 1823, in-4. fig. 20 fr.

* Loiseleur - Deslonchamps. Manuel des Plantes usuelles indigènes, ou Histoire abrégée des Plantes de France, distribuées d'après une nouvelle méthode, contenant leurs propriétés et leurs usages en Médecine, dans la Pharmacie et dans l'économie domestique, suivi de recherches et d'observations sur l'emploi de plusieurs espèces, qui, dans la pratique de la médecine, peuvent remplacer un certain nombre de substances exotiques. *Paris*, 1819, 2 vol. in-8. 12 fr.

(Cet ouvrage, dont il a été rendu un compte très avantageux à l'Institut de France, et dans les Journaux, est non seulement utile aux médecins, chirurgiens, pharmaciens, herboristes, mais encore à toutes les personnes qui exercent

la bienfaisance dans les campagnes. Il a été fort bien accueilli par S. Ex. le minis tre de l'intérieur qui en a fait prendre un grand nombre d'exemplaires, pou. être distribués dans les hôpitaux de la France.)

* — Nouveau Voyage dans l'Empire de Flore, ou Principes élémentaire. de Botanique, contenant la Physiologie végétale, la Terminologie. l'Exposition des Méthodes en général, des familles et des genres de plantes cultivées dans les jardins de botanique de Paris; suivant la méthode du Jardin du Roi. *Paris*, 1817, 2 parties en 1 fort volume in-8   7 fr. 50 c

* Lorry. De Præcipuis Morborum mutationibus, et conversionibus edente *Hallé. Parisiis*, 1784, in-12.   3 fr

* Louyer-Villermay. Traité des Maladies nerveuses ou Vapeurs, et particulièrement de l'Hystérie et de l'Hypocondrie. *Paris*, 1816, 2 vol in-8.   11 fr

M

* Mahon. Le Dentiste observateur, ou moyens de connoître les causes de. Maladies qui attaquent les Dents des enfans et de les garantir de souffrances cruelles, qui, faute de soins, deviennent trop souvent mor telles etc. *Paris*, an XI, in-12.   1 fr. 50 c

* Marc. Mémoire sur les Hémorrhoïdes, trad. de l'allem. *Paris*, 1804 in-8.   2 fr

* Maret. Mémoire sur la manière d'agir des Bains d'eau douce et d'eau de mer. *Paris*, 1769, in-8.   2 fr. 50 c

Marjolin. Manuel d'Anatomie. *Paris*, 1814, 2 vol. in-8.   13 fr

* Mascagni. Vasorum lymphaticorum corporis humani Historia et Iconographia. *Senis*, 1787, in-fol. fig.

— Prodomo della grande anatomia, opera posthuma, secunda edizione riveduta da *Earnese Milano*, 1824, 4 vol. gr. in-8. avec 48 fig.   45 fr

* Mauduit. Mémoire sur les différentes manières d'administrer l'Électricité et observations sur les effets qu'elles ont produit. *Paris*, in-8.   3 fr

* Maygrier. Nouvelle Méthode pour manœuvrer les Accouchemens 2e édit.; et Dissertation sur la Délivrance. *Paris*, 1804, 1 vol. in-8.   3 fr

Mémoires et prix de l'Académie royale de Chirurgie. Nouv. édit. *Paris* 1819, 12 vol. in-8. fig.   42 fr

Merat. Nouvelle Flore des environs de Paris. *Paris*, 1821, 2 vol. in-18. 12 fr

— Nouveaux Élémens de Botanique. 5e édit. *Paris*, 1822, in-12.   4 fr

Meckel (Fr.). Manuel d'Anatomie générale, descriptive et pathologique trad. de l'allem. et augmenté de notes; par *G. Breschet* et *Jourdan Paris*, 1825, 3 vol. in-8.   25 fr

* Millard. Observations sur l'Asthme et le Croup; trad. de l'angl. pa *Saintex. Paris*, 1808, in-8.   2 fr. 50 c

* Millin. Élémens d'Histoire naturelle; ouvrage adopté à l'usage des mai sons d'éducation. 3e édit. *Paris*, 1802, in-8. fig.   8 fr

Mirbel. Elémens de Physiologie végétale et de Botanique. *Paris*, 1815 3 vol. in-8. fig.   25 fr

Montmahou (E. de). Manuel de Toxicologie, suivi, 1o. d'une Méthode de traiter les Morsures des Animaux enragés et de la Vipère; 2o. d'un Préci sur la Pustule maligne, 3o. des Secours à donner aux Empoisonnés, Noyé et Asphyxiés, etc., rédigé sous les yeux de M. *Chaussier. Paris*, 1824 1 vol. in-18. avec 20 fig. col.   6 fr

Morgagni. De sedibus et causis morborum per anatomen indagatis. Nou velle édit. avec des notes de M. *Chaussier. Paris*, 1820-1822. 8 vol in-8.   64 fr

— Recherches anatomiques sur le siége et les causes des Maladies, trad par *Désormeaux* et *Destouet. Paris*, 1820 à 1824, 10 vol. in-8.   60 fr

Morton. Opera medica. 2 vol. in-4. *Genevæ*, 1753.   15 fr

* Monet. Traité de la Vitriolisation et de l'Anulation. *Paris*, 1769 in-12.   2 fr. 50 c

* — Exposition des Mines. In-12.   2 fr. 50 c

* — Traité des Eaux minérales. *Paris*, 1768, in-12.   2 fr. 50 c

* Murat. La Glande parotide considérée sous ses rapports anatomiques e pathologiques. *Paris*, 1803, in-8.   1 fr. 80 c

N et O

* Nicolas et Geudeville. Recherches et Expériences médicales et chimiques sur le Diabète sucré. *Paris*, 1805, in-8.   2 fr.

Novario. Nouveaux Élémens de Chimie. *Paris*, 1823, in-8. fig.   9 fr. 5o c.

Olivier. (P). Traité de la Moelle épinière et de ses Maladies. *Paris*, 1823, in-8. fig.   6 fr.

Orfila. Élémens de Chimie médicale. 3e édit. *Paris*, 1824, 2 vol. in-8. 16 fr.

— Leçons de Médecine légale. *Paris*, 1821-1823, 2 tomes en 3 vol. in-8. fig. dont plusieurs color.

— Toxicologie générale. Nouv. édit. *Paris*, 1818, 2 vol. in-8.   16 fr.

— Secours à donner aux Personnes empoisonnées ou asphyxiées. 3e édit. augmentée. *Paris*, 1825, in-12.   3 fr. 5o c.

P

* Palais (Benj.). Traité pratique de la Colique métallique, connue vulgairement sous le nom de Colique des Peintres, ou exposition de la méthode antiphlogistique appliquée à cette maladie, et employée avec succès dans les hôpitaux de Paris. *Paris*, 1825, in-8.   2 fr. 5o c.

* Parmentier. Code pharmaceutique, à l'usage des Hospices civils, des secours à domicile, des infirmeries et des maisons d'arrêt. 4e édit. *Paris*, 1811, in-8. (Rare.)   10 fr.

* — Traité sur l'Art de fabriquer les Sirops et conserves de Raisins, destinés à suppléer le sucre des colonies. 3e édit. *Paris*, 1810, in-8.   5 fr.

* — Aperçu des Résultats obtenus de la fabrication des Sirops et conserves de Raisins, dans le cours des années 1810 et 1811, faisant suite au traité ci-dessus. *Paris*, 1812, in-8.   5 fr.

* — Nouvel Aperçu des Résultats obtenus de la fabrication des Sirops et conserves de Raisins en 1812. *Paris*, 1813, in-8.   5 fr.

* — Le Maïs ou Blé de Turquie apprécié sous tous ses rapports. Nouv. édit. *Paris*, 1812, in-8.   4 fr.

* — Rapport au ministre de l'Intérieur sur la substitution de l'Orge mondé au Riz, avec des Observations sur les Soupes aux légumes. in-8. 1 fr. 25 c.

* — L'Art de faire les Eaux-de-Vie d'après la doctrine de M. *Chaptal*, où l'on trouve les procédés de *Rosier* pour économiser la dépense de leur distillation, et augmenter la spirituosité des eaux-de-vie de vin, de lie, de marc, de cidre, de grains; suivi de l'Art de faire les Vinaigres simples et composés, avec la méthode en usage à Orléans pour leur fabrication, les recettes des vinaigres aromatiques, et les procédés par lesquels on obtient le vinaigre de bière, de cidre, de lait, de malt, etc. Nouv. édit. *Paris*, 1819 in-8. fig.   4 fr.

* — et Deyeux. Précis d'expériences et observations sur les différentes espèces de Lait, considérées dans leur rapport avec la Chimie, la Médecine et l'Économie rurale. *Strasbourg*, an VII, in-8.   4 fr. 5o c.

Patissier. Manuel des Eaux minérales de France, à l'usage des Médecins et des Malades qui les fréquentent. *Paris*, 1818, in-8.   7 fr.

— Traité des Maladies des artisans, d'après *Ramazzini*. *Paris*, 1822, in-8. 7 f.

* Pelissot. Observations sur les Laits répandus. *Paris*, 1807, in-8. 1 fr. 25 c.

* Percy. Manuel du Chirurgien d'Armée, ou Instruction de Chirurgie militaire; ouvrage couronné par l'Académie royale de Chirurgie, avec fig. *Paris*, 1792, in-12.   2 fr. 5o c.

* — Pyrotechnie chirurgicale pratique, ou l'Art d'appliquer le Feu en Chirurgie. *Paris*, 1811, in-12. fig.   3 fr.

* — Mémoire couronné sur les Etablissemens en faveur des Indigens, des Orphelins, des Malades et des Militaires blessés. *Paris*, 1813, in-8. 2 f. 5o c.

* Petit (J. L.). Traité des Maladies chirurgicales, et des Opérations qui leur conviennent. Nouv. édit augmentée avec 90 fig. *Paris*, 1790, 3 vol. in-8.   18 fr.

* — Traité des Maladies des Os. Nouv. édition; avec le Discours de *Louis*. *Paris*, 1772, 2 vol. in-12. fig.   5 fr.

* Petit-Radel. Essai sur le Lait, considéré médicinalement sous ses différens aspects. *Paris*, 1786, in-8.   3 fr. 6o c.

* Peyrilhe. Tableau méthodique d'un Cours d'Histoire naturelle médicale, où l'on a réuni et classé les principales eaux minérales de France,
leurs vertus et leurs usages, etc. Nouv. édition considérablement aug.
Paris, 1804, 2 vol. in-8. 9 fr.
— Dissertation sur le Cancer. *Paris*, 1776, in-12. 1 fr. 50 c.
— Remède nouveau contre les Maladies vénériennes, tiré du règne animal,
ou Essai sur la Vertu anti-vénérienne des Alkalis volatils. *Paris*, 1786,
in-8. 4 fr. 50 c.
Plouquet. Litteratura medica, sive repertorium medicinæ praticæ chirur-
giæ atque rei obstetricæ. *Tubingæ*, 1808-1809, 4 vol. gr. in-4. 120 fr.
— Continuatio et supplementum. *Tubingæ*, 1814, in-4. 18 fr.
Poiret. Leçons de Flore, Cours de botanique, Explication des princi-
paux systèmes; Introduction à l'étude des Plantes. Edition classique.
Paris, 1823, in-8. 5 fr.
* Pouteau. Chirurgien en chef de l'Hôtel-Dieu de Lyon. Œuvres post-
humes. *Paris*, 1783, 3 vol. in-8. 15 fr.

Q et R

* Quarin. Observations sur les Maladies chroniques; traduit du latin par
Sainte-Marie. Paris, 1807, in-8. 5 fr.
* Quesnay. Traité de la Suppuration. In-12. rel. *Paris*, 1770. 5 fr.
* — Traité de la Gangrène. In-12. rel. *Paris*, 1771. 3 fr.
* — Traité des effets et de l'usage de la Saignée. *Paris*, 1770, in-12. rel. 3 fr.
* — Traité des Fièvres continues. 2 vol. in-12. rel. *Paris*, 1767. 6 f.
Rapou. Traité de la Méthode fumigatoire et de l'Emploi médical des
Bains et Douches de vapeurs. *Paris*, 1824, 2 vol. in-8. fig. 12 fr.
Rapports au Conseil général des Hospices, sur les Hôpitaux et Hospices,
Secours à domicile, la direction des Nourrices, (par M. *Camus.*)
Paris, an XI, in-4. et atlas in-fol. (Rare.) 24 fr.
Ratier. Essai sur l'Éducation physique des enfans, couronné par la Société
de Médecine de Bordeaux. *Paris*, 1821, in-8. 1 fr. 50 c.
— Formulaire pratique des Hôpitaux et Hospices civils de Paris, etc.
Paris, 1825, 2e édit. in-18. 4 fr.
Richard (Achille). Élémens de Botanique, 3e édit. *Paris*, 1825,
in-8. fig. 7. fr. 50 c.
— Formulaire de poche. 3e édit. *Paris*, 1824, in-52. 2 fr. 50 c.
Richerand. Des Erreurs populaires relatives à la Médecine. 2e édit. *Paris*,
1812, in-8. 5 fr.
— Nosographie et Thérapeutique chirurgicales. 5e édit. avec 20 pl. repré-
sentant les principales opérations. *Paris*, 1821, 4 vol. in-8. 28 fr.
— Nouveaux Élémens de Physiologie. 9e édit. *Paris*, 1825, 2 vol. in-8. 13 fr.
* Rivière. Observations chirurgico-médicales. *Plaisance*, 1805, in-8. 2 f. 50 c.
Roche et Sanson. Nouveaux Élémens de pathologie medico-chirurgicale,
ou Précis théorique et pratique de médecine et de chirurgie; rédigés
d'après les principes de la Médecine physiologique. Tome 1er, in-8.
Paris, 1825. 10 fr.
Rolando. Inductions physiologiques et pathologiques, trad. de l'ital. par
Jourdan et *Boisseau. Paris*, 1822, in-8. 4 fr.
Rosen. Traité des Maladies des Enfans. In-8. *Paris*, 1792.
Rostan. Recherches sur une Maladie peu connue, qui a reçu le nom de
Ramollissement du Cerveau. 2e édit. *Paris*, 1823, in-8. 7 fr.
— Cours élémentaire d'Hygiène. *Paris*, 1822, 2 vol. in-8. 13 fr.
* Roupre. De morbis navigantium. *Lugduni Batavorum*, 1764, in-8. 4 fr. 50 c.
Roussel. Système physique et moral de la Femme, suivi du Système phy-
sique et moral de l'Homme, et d'un Fragment sur la Sensibilité, etc.,
par *Alibert*. 7e édit. *Paris*, 1820, in-8. fig. 7 fr.

S

Sabatier. De la Médecine opératoire. Nouv. édit. publiée sous les yeux
de M. *Dupuytren*, par *Bégin* et *Sanson. Paris*, 1822-1824, 4 vol. in-8. 28 fr.
Salgues. Hygiène des Vieillards. *Paris*, 1817, in-12. 3 fr. 60 c.
* Sanctorii. Medicina statica, edente *Lorry*. In-12. 2 fr. 50 c.

Sarconne. Histoire des Maladies observées à Naples. *Lyon*, 1804 à 1805, 2 vol. in-8.

8 fr.

Sauvages. Nosologie méthodique, ou Distribution des Maladies en classes, genres, espèces; trad. par *Gouvion*. *Lyon*, 1772, 10 vol. in-12.

20 fr.

Scarpa. Trattato delle principali Malattie de gli occhi, edizione quinta. *Pavia*, 1816, 2 vol. in-8. fig.

12 fr.

— Le même; trad. avec des notes, par *Fournier et Begin*. *Paris*, 1821, 2 vol. in-8. fig.

12 fr.

— Réflexions et Observations anatomico-chirurgicales sur l'Anévrisme; trad. de l'italien par *Delpech*. *Paris*, 1809, in-8. et atlas in-fol.

21 fr.

— Memorie anatomico-chirurgiche sul l'Ennie. Seconda edizione, con 22 Ram. *Paviœ*, 1819, gr. in-fol.

60 fr.

— Traité pratique des Hernies; trad. de l'italien par *Cayol*, avec une Note de M. *Laennec* sur une nouvelle espèce de Hernie; augmenté d'un Supplément et d'un Mémoire sur les Hernies du Périnée; trad. par *Ollivier. Paris*, 1812-23, in-8. et atlas in-fol.

25 fr.

— Supplément au Traité des Hernies, accompagné d'un Mémoire sur les Hernies du Périnée; trad. de l'italien par *Ollivier. Paris*, 1823, in-8. et atlas de 15 planches in-fol.

9 fr.

* Sénac. Traité de la Structure du Cœur, de son action et de ses Maladies, avec fig. 2e édit. *Paris*, 1783, 2 vol. in-4.

21 fr.

* — Taité des Maladies du Cœur. *Paris*, 1785, 2 vol. in-12.

3 fr.

Serres. Essai sur l'Anatomie et la Physiologie des Dents. *Paris*, 1817, in-8. fig.

4 fr. 50 c.

— Anatomie comparée du Cerveau. *Paris*, 1824, 2 vol. in-8. et atlas de 16 planches in-4.

21 fr.

* Serrières. Considérations médicales sur la Femme enceinte, les causes des accidens de la Grossesse, suivies de vues générales d'Hygiène. *Paris*, 1802, in-8.

1 fr. 50 c.

* Simon. Considérations médico-philosophiques sur la nature et le traitement de la Rage. *Paris*, 1819, in-8.

1 fr. 50 c.

Soemmering (H.). De Corporis humani fabricâ. *Trajecti ad Mœnum*, 1794-1801, 6 vol. in-8.

56 fr.

— Traité des Maladies de la Vessie et de l'Urètre, considérées particulièrement chez les Vieillards; trad. de l'allem. avec des Notes, par *Hollard. Paris*, 1824, in-8.

3 fr. 50 c.

Sprengel. Histoire de la Médecine, depuis son origine jusqu'au dix-neuvième siècle, avec l'Histoire des principales Opérations chirurgicales, et une Table générale des matières; trad. de l'allem. par *Jourdan, D. M.*, revue par *Bosquillon. Paris*, 1815-20, 9 vol. in-8.

40 fr.

Les tomes 8 et 9 séparément. 2 vol. in-8.

18 fr.

Spurzheim. Observations sur la Folie. *Paris*, 1818, in-8. fig.

6 fr.

*Stoll. Aphorismes sur la connaissance et la curation des Fièvres; trad. par *Corvisart*, avec le latin en regard. *Paris*, 1797, in-8.

6 fr.

* Sue. Élémens de Chirurgie, lat. et franç. *Paris*, 1764, in-8.

4 fr.

* — Les mêmes, en français seulement. *Paris*, 1764, in-8.

2 fr. 50 c.

* — Observations, Remarques et Réflexions sur quelques maladies des os. *Paris*, 1803, in-8.

2 fr. 50 c.

* — Tables chronologiques et alphabétiques des Thèses in-8. soutenues à l'Ecole de Médecine de Paris. *Paris*, 1806, in-8.

1 fr. 80 c.

Swédiaur. Traité des Maladies vénériennes. 7e édit. *Paris*, 1817, 2 vol. in-8.

13 fr.

T

Tacheron. Recherches anatomico-pathologiques sur la Médecine-pratique, ou Recueil d'Observations sur les Maladies aiguës et chroniques, faites à la Clinique des hôpitaux de Paris. *Paris*, 1823, 3 vol. in-8. 18 fr.

* Tartra. Traité de l'Empoisonnement par l'acide nitrique. *Paris*, 1802, in-8.

5 fr. 60 c.

*Tenon. Mémoires sur les Hôpitaux de Paris, imprimés par ordre du Roi. *Paris*, 1816, in-4. fig.

12 fr.

* — Mémoires et Observations sur l'Anatomie, la Pathologie et la Chirurgie, et particulièrement sur l'organe de l'Œil. *Paris*, 1816, in-8. fig. 6 fr.

* — Offrande aux Vieillards de quelques moyens de conserver leur santé. *Paris*, 1813, in-8. 50 c.

* — Observations sur les obstacles qui s'opposent aux progrès de l'Anatomie. *Paris*, 1785, in-4. 2 fr. 50 c.

THÉNARD. Traité de Chimie élémentaire. 4ᵉ édition. *Paris*, 1824, 5 vol. in-8. fig. 34 fr.

THUILLIER. La Flore des environs de Paris. Nouv. édit. *Paris*, an VIII, in-8. 6 fr.

TIEDEMANN. Anatomie du Cerveau, trad. de l'allemand; avec un Discours sur l'étude de la Physiologie et sur celle de l'action du Cerveau, par *Jourdan. Paris*, 1823, 1 vol. in-8. avec 14 planches. 7 fr.

* TISSOT. Avis au Peuple sur sa Santé. *Paris*, 1803, 2 vol. in-12. 3 fr.

* — De la Santé des Gens de lettres. *Paris*, 1769-70, in-12.

* — Maladies des Gens du Monde. *Paris*, 1771, in-12. 2 fr. 25 c.

TOURTELLE. Élémens d'Hygiène. 4ᵉ édit. revue par *Bricheteau. Paris*, 1822, 2 vol. in-8. 12 fr.

* TRONCHIN. De Colica Pictorum. *Genevæ*, 1757, in-8. 3 fr.

V

* VACHIER. Méthode pour traiter toutes les Maladies. *Paris*, 1785-1791, 14 vol. in-12. 28 fr.

* VALENTIN. Traité de la Fièvre jaune d'Amérique. *Paris*, 1803, in-8. 3 fr. 25 c.

* VAN SWIETEN. Commentaria in Herm. Boerhaave Aphorismos. *Parisiis*, 1769, 5 vol. in-4. rel. 40 fr.

* VASSAL. Dissertation sur les effets de la Digitale pourprée dans l'Hydropisie. *Paris*, 1809, in-8. 1 fr. 50 c.

— Mémoire sur la Transmission du Virus vénérien de la mère à l'enfant. *Paris*, 1819, in-8. 1 fr. 50 c.

VIREY. Histoire naturelle du genre humain. 2ᵉ édit. *Paris*, 1824, 3 vol. in 8. fig. 20 fr.

— Traité théorique et pratique de Pharmacie. 3ᵉ édit. *Paris*, 1823, 2 vol. in-8. 15 fr.

Z

ZIMMERMANN. De la Solitude. Nouv. édit. trad. de l'allem. par *Jourdan. Paris*, 1824, in-8. 7 fr.

— Traité de l'Expérience en général et en particulier dans l'art de guérir; trad. de l'allem. *Avignon*, 1817, 2 vol. in-8. 7 fr. 50 c.

Post-Scriptum.

DESRUELLES. Traité théorique et pratique du Croup, d'après les principes de la doctrine physiologique. 2ᵉ édit. *Paris*, 1824, in-8. 5 fr. 50 c.

DUGES. Essai physiologico-pathologique sur la nature de la Fièvre, de l'Inflammation et des principales Névroses. *Paris*, 1823, 2 vol. in-8. 13 fr.

GRANT. Recherches sur les Fièvres; trad. de l'angl. par *Lefèvre de V. B. Montpellier*, 1821, 2 vol. in-8. 12 fr.

GEORGET. De la Physiologie du Système nerveux, spécialement du Cerveau, Recherches sur les Maladies nerveuses, etc. *Paris*, 1821, 2 vol. in-8. 12 fr.

— De la Folie, Considérations sur cette maladie, son siége et ses symptômes. *Paris*, 1820, in-8. 6 fr.

* HERBINIAUX. Traité sur divers Accouchemens laborieux et sur les Polypes de la Matrice. *Bruxelles*, 1789, 2 vol. in-8. fig. 12 fr.

LACHAPELLE (Mᵐᵉ). Pratique des Accouchemens, ou Mémoires et Observations sur les points les plus importans de l'art; publié par *Ant. Dugel. Paris*, 1821-25, 3 vol. in-8. 20 fr.

OZANAM. Histoire médicale, générale et particulière des Maladies épidémiques, contagieuses et épizootiques. *Lyon*, 1817-23, 5 vol. in-8. 30 fr.

PORTAL. Observations sur la nature et le traitement de l'Hydropisie. *Paris*, 1824, 2 vol. in-8. 11 fr.

* — Anatomie historique et pratique de *Lieutaud. Paris*, 1777, 2 vol. petit in-8. 8 fr. 50 c.

Souscription.

* Cours sur les Généralités de la Médecine pratique et sur la Philosophie de la Médecine, par *J. J. Leroux*, docteur-régent de l'ancienne Faculté de Médecine de Paris; ancien doyen et ancien professeur de Clinique inerne de la Faculté de Médecine actuelle, et membre de plusieurs sociétés savantes, chevalier de la Légion d'honneur.

(Cet ouvrage paraîtra par cahier de 6 feuilles, le premier de chaque mois, à partir du 1er juin 1825, et formera trois volumes par an. Prix annuel : 18 fr. et 22 fr. par la poste.)

Abonnement aux Journaux suivans, dont il paraît un cahier par mois.

ANNALES des Sciences naturelles, publiées par MM. *Audouin*, *Ad. Brongniart* et *Dumas* (Commençant en 1824). 1 cahier de 7 feuilles in-8. et atlas in-4. par mois. Prix annuel,   36 fr. et 40 fr.

ANNALES de Chimie et de Physique, par MM. *Gay-Lussac* et *Arago* (commencé en 1816.) Prix annuel 30 f. pour Paris, et 34 f. pour les départemens.

— de la Médecine physiologique, par *Broussais* (commençant en 1822). In-8. Prix annuel,   27 fr. et 31 fr.

ANNALES des Mines, rédigées par le Conseil général des Mines (commencé en 1816). 4 cahiers in-8. fig. Prix annuel,   12 fr. et 14 fr.

ARCHIVES générales de Médecine, par une Société de médecins (commencé en 1823). Prix annuel,   26 fr. et 30 fr.

BIBLIOTHÈQUE (nouvelle) médicale, par une Société de médecins (commencé en 1823). Prix annuel.   30 fr. et 35 fr.

BULLETINS de la Société médicale d'Émulation de Paris, rédigés par MM. *Desruelles* et *Gimelle*.   8 fr. 50 c.

GAZETTE de Santé rédigée par M. *Miquel*. Prix annuel,   18 fr.

JOURNAL complémentaire du Dictionnaire des Sciences médicales; par une Société de médecins (commencé en 1818). Prix annuel.   30 fr.

JOURNAL et Bulletin de Pharmacie (commencé en 1809). Prix annuel,   12 fr. et 13 fr.

JOURNAL général de la Société de Médecine de Paris, par M. *Sédillot*, et continué par M. *Gaultier de Glaubry* (commencé en 1797). Prix annuel,   23 fr. et 28 fr.

JOURNAL de Physiologie expérimentale, par *Magendie* (commencé en 1821). 4 cahiers in-8. fig. par an. Prix,   12 fr. et 13 fr.

JOURNAL universel des Sciences médicales, par MM. *Adelon*, *Alibert*, *Biett*, *Breschet*, *Boisseau*, *Chaussier*, *Coutanceau*, *Dupuytren*, *Itard*, *Huzard*, *Lallemand*, *Marc*, *Portal*, *Regnault*, rédacteur principal, *Sanson*, etc. (commencé en 1816). Prix annuel,   36 fr.

MÉMOIRES du Muséum d'Histoire naturelle, faisant suite aux Annales, par les professeurs de cet établissement (commencés en 1817). 4 cahiers par an, formant 2 vol. in-4. fig. Prix,   60 fr.

REVUE médicale française et étrangère, et Journal de clinique de l'Hôtel-Dieu et de la Charité de Paris, par une Société de médecins (commencé en 1820). Prix,   27 fr. et 32 fr.

RECUEIL de Mémoires de Médecine, Chirurgie et Pharmacie militaires, rédigé par *Fournier Pescay*, et continué par *Bégin* (commencé en 1815). 2 vol. in-8. Par an, prix,   13 fr.

N. B. *On traitera de gré à gré pour les collections ou parties séparées de ces journaux.*

Supplément.

* AIDE. Mémoire ou Chronologie portative. *Gen.*, 1769, in-18. rel. 1 fr. 50 c.

* BRIDELLE. Manuel pratique qui indique les différentes manières pour faire les Vins, avec l'art de les gouverner ou de les rétablir. *Paris*, 1781, in-12.   1 fr. 20 c.

* CLOVIS-LE-GRAND, premier roi chrétien, fondateur de la monarchie française, sa Vie, précédée de l'Histoire des Francs avant sa naissance, avec les Vies des principaux personnages qui ont concouru à sa gloire, tels que sainte Geneviève, sainte Clotilde et saint Remi; par M. *Vial-lon. Paris*, 1788, in-12.   3 fr.

* COCHIN. Prônes ou Instructions familières sur les Épîtres et Évangiles

des dimanches et principales fêtes. 3e édit. augmentée d'une table analytique, et ornée du portrait de l'auteur. *Paris*, 1792, 5 tomes en 4 vol.
y compris le Sacrifice de la Messe. In-12.   10 fr.

* — Prônes ou Instructions sur toutes les parties du saint Sacrifice de la
Messe. 5e édit. *Paris*, 1791, in-12.   3 fr. 50 c.

* — Prônes ou Instructions sur les grandeurs de Jésus-Christ, dans les
prophètes qui l'ont annoncé, dans les exemples de sa vie mortelle, dans
ses miracles et ses mystères. *Paris*, 1806, 2 vol. in-12.   5 fr. 50 c.

* — Instructions sur les Fêtes, les Jeûnes, usages et principales cérémo-
nies de l'Église. *Paris*, 1789, in-12.   2 fr.

Dictionnaire de l'Académie française. 5e édit. *Paris*, 1813, 2 vol. in-4. 36 fr.

* Filassier. Culture de la grosse Asperge de Hollande, la plus précoce, la
plus hâtive, la plus féconde et la plus durable que l'on connaisse, avec
les moyens de la cultiver avec succès dans toutes sortes de terres.
Paris, 1812, nouv. édit. in-12.   1 fr. 50 c.

* — Eraste, ou l'Ami de la jeunesse, entretiens familiers sur la logique,
la doctrine, la morale, l'histoire de la religion, la mythologie, la physique, la géographie, l'histoire de France, etc., ouvrage adopté dans
toutes les maisons d'éducation. 5e édit. *Paris*, 1803, 2 vol. in-8. 5 fr. 50 c.
*(La signature de l'éditeur, apposée au verso du titre, la fait distinguer de
toutes les éditions qui sont contrefaites, fautives et incorrectes.)*

* — Dictionnaire historique d'Education, où, sans donner de préceptes,
on se propose d'exercer et d'enrichir toutes les facultés de l'âme et de
l'esprit, en substituant les exemples aux maximes, les faits aux raisonnemens, la pratique à la théorie. Nouv. édit. augmentée d'un grand
nombre d'articles, et d'une Table historique des personnages, plus ample
que celle des précédentes éditions. *Paris*, 1784, 2 vol. in-8.   10 fr.

* Fromageot. Cours d'Études des jeunes demoiselles. *Paris*, 1765, 8 vol.
in-12.   20 fr.

* Gery (de), abbé de Sainte-Geneviève. Sermons pour l'Avent, le Carême,
l'Octave du Saint-Sacrement et autres solennités, Panégyriques, Orai-
sons funèbres, Prônes, Instructions diverses sur le Symbole des Apôtres,
la première Communion des enfans, le renouvellement des Vœux du
Baptême, la Profession religieuse. *Paris*, 1788, 6 vol. in-12.   15 fr.
*(La carrière distinguée qu'a remplie M. de Gery, dans la chaire, lui a mérité
une place honorable parmi les orateurs chrétiens.)*

* Ladvocat, professeur d'hébreu en Sorbonne. Grammaire hébraïque avec
laquelle on peut apprendre les principes de l'hébreu, sans le secours
d'aucun maître. Nouv. édit. *Paris*, 1822, in-8.   5 fr.

Noel. Dictionnaire français-latin. Gr. in-8. rel. en parchemin.   7 fr. 65 c.
— Dictionnaire latin-français. Gr. in-8. rel. en parchemin.   7 fr. 65 c.
— Gradus ad Parnassum. Gr. in-8. rel. en parchemin.   7 fr. 65 c.

Planche. Dictionnaire grec français. Nouv. édit. *Paris*, 1817, gr. in-8. rel.
en parchemin.   18 fr. 50 c.
— Dictionnaire français-grec. Nouv. édit. *Paris*, 1824. in-8.   15 fr.

* Testament spirituel ou derniers adieux d'un père mourant à ses enfans.
Paris, 1776, in-12.   2 fr. 50 c.

Vosgien. Dictionnaire géographique ou description de toutes les parties
du monde. Nouv. édit. *Paris*, 1825, in-8. Cartes.   6 fr.

Wailly. Nouveau Vocabulaire français où l'on a suivi l'orthographe du
Dictionnaire de l'Académie. 11e édit. *Paris*, 1823, in-8.   7 fr.

* Wandelincourt. La Voie du Salut, ou nouveau Livre de piété. 2e édit.
Paris, 1807, in-18.   1 fr. 50 c.

*N. B. Le même libraire peut procurer de suite tous les ouvrages qui lui seront
demandés, tant sur les Sciences, que de Jurisprudence, Belles-Lettres, Histoire, etc.,
tant anciens que modernes. — On n'a pu indiquer le prix de plusieurs articles qui
sont rares ou en petit nombre. — Il se charge des expéditions pour l'intérieur de la
France et pour l'étranger. — Il abonne à tous les Journaux, et aux ouvrages qui se
publient par souscription ; le tout aux prix les plus modérés.*

1825

DE L'IMPRIMERIE DE CRAPELET,
rue de Vaugirard, n° 9.

MANUEL

DES

PLANTES USUELLES INDIGÈNES,

OU

HISTOIRE ABRÉGÉE

DES PLANTES DE FRANCE,

DISTRIBUÉES D'APRÈS UNE NOUVELLE MÉTHODE;

CONTENANT LEURS PROPRIÉTÉS ET LEURS USAGES EN MÉDECINE, DANS LA PHARMACIE ET DANS L'ÉCONOMIE DOMESTIQUE;

SUIVIE de RECHERCHES et d'OBSERVATIONS sur l'emploi de plusieurs espèces, qui, dans la pratique de la Médecine, peuvent remplacer un certain nombre de substances exotiques.

PAR J. L. A. LOISELEUR-DESLONGCHAMPS,

Docteur en Médecine de la Faculté de Paris, etc.

Deux volumes *in-8°.* prix, broché...................... 12 fr.
Et port franc, par la poste........................ 15 fr.

A PARIS,

Chez MÉQUIGNON aîné, père, Libraire de la Faculté de Médecine et des Hospices, rue de l'École de Médecine, n° 9.

———

LIER plus intimement qu'on ne le fait ordinairement l'étude des caractères et des affinités naturelles des plantes, avec celle de leurs propriétés, tel est le but de l'ouvrage que nous publions aujourd'hui. Beaucoup trop de médecins et de botanistes ne savent pas assez combien ces deux branches d'une même science, celle des végétaux, considérée dans toute son étendue, s'éclairent mutuellement, et sont inséparables pour quiconque veut acquérir la connoissance approfondie de l'une et de l'autre.

Assez d'autres ouvrages sont presque entièrement destinés à faire connoître les vertus des médicamens étrangers à notre sol. L'exposé succinct des propriétés médicales des végétaux qui croissent naturellement en France n'a point encore été entrepris, et c'est lui qui est le principal objet du *Manuel des Plantes usuelles indigènes*. Cet exposé, fait suivant l'ordre des familles naturelles, fournit aux élèves en médecine le moyen d'étudier en même temps la matière médicale et la botanique. La plupart des familles végétales, comme Linné l'avoit remarqué le premier, offrant une analogie incontestable de propriétés, ainsi que d'organisation, dans les plantes qui les composent, l'étude des affinités botaniques doit être considérée comme indispensable au médecin; et cette connoissance devient, pour le praticien privé dans certaines circonstances des ressources ordinaires de l'art, le guide le plus sûr peut-être pour y suppléer; elle lui indique souvent, d'une manière précise, les ressources nombreuses que la nature a placées autour de nous, sans être obligés d'aller les chercher aux extrémités du monde.

Les élèves en pharmacie et les herboristes trouveront, dans le *Manuel des Plantes usuelles indigènes*, une description concise, mais exacte, de toutes les plantes utiles qui croissent naturellement en France, et qu'il leur importe de connoître. Les médecins, les officiers de santé, et surtout ceux qui exercent dans les campagnes, pourront y apprendre les caractères distinctifs et les propriétés médicales et économiques de cette multitude de végétaux que la nature a partout prodigués, non pour le stérile ornement des campagnes, mais pour les besoins de l'homme et des animaux.

Les plantes sont rangées, dans le *Manuel* de M. le docteur Deslongchamps, dans un ordre qui lui est propre, et qui paroît être très-commode pour faciliter en même temps la connoissance des caractères botaniques et des propriétés médicinales.

A la suite du caractère de chaque famille se trouve jointe l'énonciation générale des qualités des plantes qui la composent, et que les articles particuliers offrent plus en détail. Chacun de ces articles comprend d'abord les noms vulgaires et scientifiques de la plante; ensuite une description concise, mais fidèle, de ses formes extérieures, l'époque de sa floraison , et l'indication des lieux où elle croît naturellement. Tout ceci forme , à proprement parler, la partie préliminaire , mais essentielle de chaque article , puisque c'est par là qu'il faut commencer pour apprendre à connoître chaque espèce , et qu'on ne peut y parvenir sans une bonne description.

Celle-ci est suivie de l'exposition des propriétés de la plante elle-même , dans laquelle on donne le résultat de tout ce que l'observation et l'expérience ont appris à cet égard jusqu'à présent. Après l'énoncé des propriétés générales des plantes , on indique les différentes maladies dans lesquelles on peut les employer avec avantage. L'auteur n'a pas manqué d'apprécier à leur juste valeur certaines espèces qui se trouvent préconisées outre-mesure dans les anciennes pharmacologies. Il distingue avec soin les plantes qui ont véritablement des propriétés bien prouvées et bien démontrées , de celles qui ne sont restées dans la pratique que par une longue habitude. Il rappelle souvent des espèces abandonnées de nos jours , mais qui paroissent l'avoir été injustement , et qui , soit par leur saveur, soit par leur odeur , annoncent qu'elles jouissent de propriétés recommandables. Les doses auxquelles les plantes doivent être données , la manière dont on doit les préparer ou les administrer , sont toujours fixées avec le plus grand soin. Ce qui concerne les propriétés médicales de chaque plante est terminé par l'indication des diverses préparations pharmaceutiques , dans lesquelles elle entre. Enfin , quoique l'utilité médicale des plantes soit particulièrement l'objet du *Manuel*, l'auteur indique cependant toujours , en peu de mots , leurs principaux usages dans les arts et dans l'économie domestique ; de sorte que ce livre contient tout ce qu'il est utile et essentiel de savoir sur l'histoire des plantes qui croissent spontanément en France ; et celles que la nature a fait naître dans cette contrée sont , à peu de chose près , les mêmes dans tous les autres pays de l'Europe.

A la suite de son Histoire abrégée des Plantes usuelles , M. Deslongchamps rend compte , dans cinq mémoires , des observations qui lui sont propres , sur l'emploi particulier qu'il a fait , dans sa pratique , de plusieurs plantes de France à la place des médicamens exotiques qui sont les plus employés , et qu'on est trop porté à leur préférer. Il n'y a point de doute que l'habitude, la mode même, pourquoi hésiteroit-on à le dire ? n'ait beaucoup de part à l'usage presque exclusif des substances étrangères dans la pratique ordinaire de la médecine. On n'ose en quelque sorte croire aux vertus d'une herbe qui naît sous nos pas ; il faut, pour qu'elle inspire quelque confiance, qu'elle ait traversé l'Océan avant de nous arriver. Rien n'a été négligé pour constater les effets, pour déterminer l'emploi d'un grand nombre de plantes des deux Indes ; et nous n'avons encore que des notions vagues et tout-à-fait insuffisantes sur une foule de plantes indigènes.

Persuadé qu'on ne peut trop observer la manière d'agir des productions de notre sol, ni trop multiplier, pourvu que ce soit avec la prudence convenable, les expériences propres à nous faire connoître les secours que nous en pouvons tirer, et qui, tout porte à le faire croire, sont plus considérables qu'on ne le pense communément, M. Deslongchamps s'est livré à une suite de recherches et d'expériences qui l'ont conduit à trouver, parmi nos plantes de France, des succédanées à l'ipécacuanha, au séné, au jalap et à l'opium.

En résumé, nous croyons, en publiant le *Manuel des Plantes usuelles indigènes*, offrir un livre d'une utilité incontestable à toutes les classes de la société ; les médecins des campagnes, les personnes charitables elles-mêmes qui prodiguent leurs soins aux pauvres, trouveront dans cet ouvrage l'indication de beaucoup de plantes qui, quoique communes, peuvent être substituées avec avantage à des drogues étrangères, qu'on ne se procure que difficilement à la campagne, et dont le prix dépasse quelquefois les facultés pécuniaires des malades.

Chez le même libraire.

Nouveau Voyage dans l'Empire de Flore, ou Principes élémentaires de Botanique suivant la méthode du Jardin du Roi, par M. Loiseleur-Deslongchamps, deux parties en un fort vol. in 8°. . . . . 7 fr. 50.
— Et port franc, par la poste. . . . . 9 fr. 50.

IMPRIMERIE DE HUZARD-COURCIER,
rue du Jardinet, n° 12.

HISTOIRE

DES PROGRÈS RÉCENS

DE

LA CHIRURGIE.

HISTOIRE

DES PROGRÈS RÉCENS

DE

LA CHIRURGIE,

PAR

M. LE CHEVALIER RICHERAND,

Chirurgien en chef de l'Hôpital Saint-Louis, Professeur d'opérations de Chirurgie à la Faculté de Médecine de Paris, Chirurgien consultant du Roi, etc., etc.

A PARIS,

CHEZ BÉCHET JEUNE,

LIBRAIRE DE L'ACADÉMIE ROYALE DE MÉDECINE,

PLACE DE L'ÉCOLE DE MÉDECINE, N° 4.

1825

A

Son honorable Ami,

M. LE COMTE FROCHOT,

Ancien Préfet du Département de la Seine,

Magistrat intègre et vrai
Philosophe.

L'Auteur.

AVANT-PROPOS.

Durant les dernières années du dix-huitième siècle et le commencement du dix-neuvième, la Chirurgie a fait, en diverses contrées de l'Europe, les plus remarquables progrès : il devenait nécessaire d'en tracer l'histoire. Un ouvrage de la nature de celui-ci, publié en Angleterre il y a près d'un siècle, sous le titre de *Recherches critiques sur l'état présent de la Chirurgie*, par Samuel Sharp, Membre de la Société royale, et Chirurgien de l'hôpital Guy à Londres, contribua beaucoup à l'avancement de l'art, et son utilité fut récompensée par un grand succès.

La Chirurgie française naquit au seizième siècle, des travaux de deux hommes de génie, Ambroise Paré et Pierre Franco, partisans tous deux des doctrines, alors nouvelles, de la réformation ; le premier seul religionnaire échappé par les soins de Charles IX au massacre de la Saint-Barthélemy ; le second obligé de s'expatrier et d'exercer sa profession sur une terre étrangère. Languissante et dégradée sous Louis XIV, malgré le besoin qu'eut ce monarque de ses secours, elle brilla du plus vif éclat pendant le dix-huitième siècle illustré par les travaux de l'Académie royale de Chirurgie.

A la même époque, Cheselden, S. Sharp, Douglas, A. Monro, Pott, les deux Hunter, en Angleterre, soutenaient dignement le parallèle, et comme les chirurgiens anglais de nos jours, faisaient voir que dans un état vraiment libre, pour arriver au degré le plus éminent de gloire et de prospérité, les sciences et les arts utiles ont assez des avantages naturels attachés à leur culture : la liberté leur suffit pour tout Mécène. Il en sera chez nous de même lorsque nos institutions auront reçu leur entier développement ; chose lente et difficile, tant on renonce avec peine aux habitudes de l'arbitraire, sous lequel, successivement esclave des Druides, des Romains et des Francs, notre nation vécut trop long-temps courbée.

Cet ouvrage est le fruit de l'exercice de la Chirurgie pendant vingt-cinq années, durant lesquelles l'auteur a pra-

tiqué un grand nombre de fois toutes
les opérations chirurgicales, même les
plus rares et les plus délicates. Comme
il ne s'est point livré à la pratique des
accouchemens, non plus qu'à celle de
l'art du dentiste, il a cru devoir laisser à
d'autres le soin de raconter les progrès
récens de ces deux branches de la chirurgie. Ce n'est pas qu'à l'époque actuelle
il ne soit facile de parler et d'écrire sur
un sujet dont on possède à peine les
premières notions, et même de le faire
éloquemment avec des mots *remués à
la pelle*, suivant les expressions origi-
nales de M. Hoffman, l'un des plus
spirituels, et sans contredit le plus savant de nos littérateurs.

Produit des littératures vieillies,
nous voyons tous les jours, soit en Italie,

soit en France, des improvisateurs discourir d'une façon surprenante sur un
sujet quelconque, arbitrairement indiqué; mais quel avancement ou quel lustre
les sciences et les arts peuvent-ils attendre de toute cette vaine faconde? L'arrangement le plus harmonieux des paroles,
les artifices du langage perdent chaque
jour leur influence et leur prix dans un
siècle tout entier tourné au positif et à
l'utile; et malgré les efforts de cette
multitude de sophistes qui de toutes
parts travaillent à nous refaire des
croyances et des doctrines dans un but
trop visiblement intéressé, le temps ap-
proche où l'esprit humain ne voudra
plus reconnaître d'autres guides que des
sens droits joints à une raison exercée.

En écrivant l'histoire de la Chirurgie

contemporaine, l'auteur s'est imposé le devoir de rechercher la vérité avec scrupule et de la proclamer avec courage : il croit s'être acquitté de cette double obligation.

TABLE DES ARTICLES.

FIN DE LA TABLE DES ARTICLES.

HISTOIRE

DES PROGRÈS RÉCENS

DE

LA CHIRURGIE.

MESSIEURS (1),

Renversée avec l'ancienne monarchie, dont elle fut sans doute l'un des plus précieux débris, l'Académie royale de Chirurgie renaît en ce jour de vos talens, de vos travaux et de votre zèle. Successeurs de ce corps illustre,

---

(1) D'après le conseil de quelques amis, vrais connaisseurs dont les suffrages furent toujours pour lui le gage assuré de ceux du public, l'auteur a conservé ce début oratoire. Le commencement et de nombreux

qui fut pour la Chirurgie ce que fut Port-Royal pour la littérature, vous vous êtes montrés dignes de ce glorieux héritage, en voulant qu'une voix fidèle vous retraçât les progrès de l'art depuis 1792 jusqu'à nos jours. Ces progrès sont immenses; ils sont réels, quoi qu'en puissent dire quelques esprits chagrins; car s'il n'eût fait des progrès, l'art aurait infailliblement rétrogradé. Dans les choses humaines, en effet, l'état stationnaire n'existe pas plus pour l'espèce que pour l'individu; et si c'en était ici le lieu, il serait facile de montrer l'esprit humain s'égarant dans la poursuite de la stabilité, et consumant ses forces dans la recherche de cette vaine chimère.

En faisant l'histoire des progrès de l'art depuis la suppression de l'Académie royale de Chirurgie, il m'arrivera fréquemment de célébrer vos propres travaux; mais si votre modestie vient à s'alarmer de ce tribut légitime

---

fragmens de cette Histoire ont été lus à l'ouverture de la première séance publique qu'a tenue, en janvier 1825, la section de Chirurgie de l'Académie royale de Médecine.

et me refuse son assentiment , je serai applaudi
hors de cette enceinte, pour avoir sacrifié
l'ombrageux respect des convenances à l'ardent amour de la vérité. En me continuant,
ou, pour mieux dire, en me perpétuant dans
des fonctions que le talent des Quesnay (A) et
des Louis a rendues, à la fois, si honorables
et si difficiles, vous m'avez imposé l'obligation
de parler de la science dans un langage simple
et élevé comme elle, d'éviter, en traçant le
tableau de ses progrès, l'emphase, le verbiage,
et la ressource justement dédaignée des lieux
communs académiques.

Loin donc de me croire obligé à établir l'utilité ou même l'indispensable nécessité d'une
société savante spécialement destinée au perfectionnement de la Chirurgie, laissant aux
faits à justifier son existence, sans les appuyer
de raisonnemens, à leur défaut, stériles, je
me bornerai à quelques réflexions préliminaires sur la différence qui existe entre nos
travaux et ceux des autres sections de l'Académie royale de Médecine. Ces réflexions ser-
viront en quelque manière d'exorde à ce dis-
.cours.

Placée au premier rang parmi les arts utiles,
la Chirurgie, dans ses progrès toujours subor-
donnés à ceux de l'Anatomie, s'avance à pas
insensibles vers un perfectionnement illimité.
Dans sa marche lente, mais assurée, graduée,
mais calculable et toujours progressive, on
ne la voit point assujettie à ces révolutions
qui, si souvent, ont changé la face des autres
branches de la Thérapeutique. Je ne sais pour
quelle raison, dit Haller, on ne voit point
s'élever en Chirurgie d'homme qui fasse époque, fonde une secte, crée une école et laisse
entre ses devanciers et lui un long intervalle.
Il est toutefois bien facile d'expliquer ce fait
aussi constant que singulier. S'occupant d'objets mécaniques, matériels, palpables, impos-
sibles à généraliser, et, pour ainsi dire, rebelles à l'esprit de système, le médecin, qui
se livre à l'étude et à l'exercice spécial de la
Thérapeutique chirurgicale, est le plus souvent réduit à perfectionner les procédés de ses
devanciers, et trop rarement appelé à inventer
des méthodes nouvelles. Veut-il, à tout prix,
obtenir le renom d'inventeur, il se consumera
presque toujours en efforts ridicules, rendra, .

par exemple, convexe le tranchant d'un bistouri auparavant concave, tirera en dedans un
membre qu'on se contentait de soutenir en dehors, opérera en plusieurs jours une division
qu'auparavant on effectuait d'un seul coup; et
pour atteindre un but bien connu, non moins
qu'exactement marqué, suivant une route, en
réalité, peu différente de la route tracée, il ne
pourra tromper des yeux exercés, quelle que
soit la vogue qu'il obtienne, quel que soit le
prestige dont il fascine les yeux des personnes
étrangères à l'art, par des moyens qui lui sont
plus étrangers encore.

Si les travaux individuels conduisent difficil-
lement les chirurgiens de notre âge aux inventions et aux découvertes, ce fruit précieux
sera-t-il plus aisément obtenu par le secours
des académies? L'espérer serait méconnaître
l'esprit et le but de ces sortes d'associations.
Ce n'est point de cette manière qu'elles contri-
buent aux progrès des sciences; leur objet est
moins de découvrir ou d'inventer que de constater la réalité, le mérite des inventions et des
découvertes, et d'en apprécier la valeur. De
même que, sous notre ancienne monarchie,

une loi n'était exécutoire qu'après avoir été enregistrée dans les cours souveraines, un fait ne devrait être réputé authentique, une méthode curative, un procédé chirurgical nouveau, ne devraient être adoptés qu'après avoir été soumis à l'examen du corps académique.

Il n'en est pas de la Chirurgie comme de quelques autres parties de la Thérapeutique, où les fondemens de la science étant posés sur un sol mobile, on remet sans cesse en problème jusqu'aux notions premières, aliment éternel de discussion et de dispute. Ainsi, par exemple, on révoque en doute l'existence de la fièvre, et personne n'en élève sur la réalité d'un calcul vésical ou d'un étranglement herniaire; et tandis que des médecins également instruits, envoyés dans une province ravagée par une épidémie, traitent la maladie, celui-ci par la saignée, parce que à son avis elle dépend de l'irritation, celui-là par les évacuans, parce que, selon lui, il y a réplétion, et un troisième par les fortifians, dans l'opinion que le mal dépend de la faiblesse, tous les médecins qui se livrent à la Thérapeutique chirurgicale admettent l'indication que présente

une maladie donnée, et ne diffèrent que par
rapport au meilleur moyen de satisfaire à cette
indication. D'accord sur les principes, nous
nous occupons seulement des conséquences;
nous jouissons donc de cet avantage aussi précieux qu'immense; l'objet de nos recherches
et de nos travaux se trouve exactement déterminé, et nous marchons dans une carrière
dont il nous est donné de voir clairement la
direction, lors même que nous ne pouvons en
apercevoir les limites. Aussi, pendant qu'à
chaque révolution la Thérapeutique diététique et pharmaceutique, cette partie de la
Médecine qui emploie plus particulièrement
le régime et les médicamens au traitement des
maladies, est ramenée aux notions primitives,
la Chirurgie s'avance par un progrès non interrompu : plus humble, mais plus assurée
dans sa marche, elle est, par rapport aux autres branches de la Thérapeutique, ce que les
sciences physiques, si long-temps dédaignées,
sont aux sciences métaphysiques. On ne doit
donc point s'étonner que d'âge en âge de nouveaux faits, de nouveaux procédés viennent
grossir le trésor déjà subsistant, ni que l'Aca-

démie royale de Chirurgie, gardienne vigilante de ce trésor, en ait tant accru la masse, et que depuis la destruction de ce corps célèbre, l'art ait continué à s'avancer dans cette carrière, déjà éclairée par les traits d'une lumière vive et durable.

Le nombre et la réalité de ses progrès, leur importance, durant un si long espace de temps, marqué par l'absence du corps académique, sembleraient, au premier coup d'œil, en infirmer l'utilité; mais deux causes principales, toutes deux suffisantes, ont suppléé à son existence, et, par une véritable compensation, réparé le mal que devait entraîner la suppression de l'Académie royale de Chirurgie. On trouve ces deux causes dans la perfection et l'unité de l'enseignement, bienfait immense d'une époque trop féconde en désastres, et dans la vive impulsion communiquée à tous les esprits. Semblables à ces tempêtes, qui, en l'agitant, épurent l'atmosphère, les révolutions politiques ont, à toutes les époques de l'histoire, exercé sur les sciences et sur les arts utiles une influence le plus souvent heureuse. Comme le plus grand nombre des arts agréables ou nécessaires, durant cette période qui comprend les dernières années du dix-huitième siècle et le commencement du dix-neuvième, la Chirurgie a grandi au milieu des orages; son flambeau risquerait de s'éteindre dans les langueurs d'une paix oisive, à la honte de la génération présente comme au grand dommage des générations futures, si le Gouvernement, par des institutions habilement combinées, ne savait suppléer à l'absence de ce principe dangereux d'énergie et d'activité.

L'examen des remèdes secrets, moyens prétendus de guérison, qu'invente chaque jour l'ignorance et plus souvent encore la cupidité, telle est la tâche principale imposée à l'Académie royale de Médecine, sorte de grand bureau consultatif, établi près le Ministère de l'intérieur, qui, chaque jour, le met aux prises avec les charlatans de toute espèce, et consume dans ces luttes ignobles et stériles une trop grande partie de son temps et de son activité. La raison et l'expérience démontrent, en effet, que la crédulité doit être rangée parmi les maladies inhérentes à la nature humaine; et l'on peut bien dire qu'il est aussi impossible de dé-

truire ce funeste obstacle à l'amélioration de
notre espèce, que d'en changer l'organisation
primitive. L'erreur combattue renaît et se reproduit avec une inépuisable fécondité, et,
comme l'a dit l'un des membres de cette Académie (1), écrivant dans le but, louable d'ailleurs, mais chimérique, de combattre et de détruire les erreurs populaires relatives à la
Médecine : « Lorsque, brûlant d'un saint zèle,
» le Christ chassa les vendeurs du temple, il ne
» put empêcher que, le lendemain même, ses au-
» gustes parvis ne fussent souillés par ceux que,
» la veille, avait dispersés son fouet vengeur. »

Heureusement les inventeurs des remèdes
secrets sont presque toujours des personnes
étrangères à la Médecine, que, le plus souvent,
aiguillonne le sentiment du besoin, pauvres
hères, auxquels il s'agit d'enlever quelques
dupes. L'Académie de Chirurgie est appelée à
d'autres combats et à de plus redoutables adversaires ; elle doit lutter contre le charlatanisme en crédit, usurpant les distinctions et

____

(1) Richerand. *Des Erreurs populaires relatives à la
Médecine*, Paris, 1812, page 148.

les avantages dus au mérite modeste et à la véritable supériorité.

Si, par exemple, au nombre des chirurgiens de la capitale, un homme avait conçu le chimérique projet de se donner comme seul capable d'exercer sa profession, et voulait en obtenir le monopole ; si cet homme, doué de quelque talent, mais supérieur surtout dans les arts de l'intrigue, après avoir éloigné ses maîtres en les abreuvant de calomnies et d'outrages, semait la division parmi ses confrères, habile à en profiter, et poursuivait avec une activité infatigable l'entreprise odieuse d'écraser tout mérite naissant, du poids de sa réputation usurpée ; si tout élève qui l'avoue pour maître, restait par là même irrévocablement condamné au rôle de son serviteur ; s'il employait incessamment les journaux à vanter les succès d'une pratique frauduleuse et notoirement meurtrière ; votre réunion académique arracherait le masque dont se couvre ce charlatan dangereux : elle opposerait à une ambition aussi effrénée et aussi coupable la force, tôt ou tard victorieuse et toute-puissante, de la raison et de la vérité.

Un homme de cette espèce existait à Paris durant la première moitié du dix-septième siècle, et ses honteux succès doivent être comptés au nombre des causes de l'état misérable de la Chirurgie française à cette époque. C'était Simon Pimpernelle, homme très disert et consultant fameux, pour traduire mot à mot les termes dans lesquels sa mémoire nous est parvenue, car on pourrait croire ces expressions inventées pour peindre quelque Pimpernelle de notre âge (1).

Mais c'est nous arrêter trop long-temps à la peinture, sans doute imaginaire, d'un fourbe consommé; pourquoi, d'ailleurs, après Molière, faire de Tartufe le sujet d'un tableau qui ne peut avoir d'autre mérite que celui de la ressemblance? Hâtons-nous de passer à des considérations d'un ordre plus élevé, ou plutôt ne tardons pas davantage à commencer l'histoire des progrès de la Chirurgie depuis trente

----

(1) S. Pimpernelle, vir disertissimus, consultor famosus, societatis chirurgorum quater præfectus, obiit 16 novemb. 1658. Petrus Devaux, *Index funereus chirurgorum Parisiensium*, pag. 52.

années, et comme, dans l'exposition d'une matière à la fois si riche et si variée, un plan quelconque est nécessaire, adoptons l'ordre to-pographique, dans lequel les opérations sont classées d'après le lieu sur lequel on les pra-tique, ancienne classification qui long-temps a reçu le nom de Méthode anatomique, et qui n'exclut point la division rationnelle des opé-rations de la Chirurgie en trois classes, suivant que ces opérations ont pour but de changer l'état de la vitalité chez l'individu sur lequel on les pratique, de lever un obstacle méca-nique à l'accomplissement de ses fonctions, ou de retrancher une partie dont la conserva-tion compromet son existence.

Un tableau historique des progrès de la Chi-rurgie servira comme de transition et de lien naturel entre la collection si justement renom-mée des Mémoires de l'Académie royale de la Chirurgie et le Recueil dont vous allez publier le premier volume, monument durable que vous avez dessein d'élever à la gloire de la Chirurgie française (B), et dont mes faibles mains doivent édifier le portique. Comme il n'est presque aucune opération chirurgicale

qui n'ait été perfectionnée, soit dans la manière d'y procéder, soit dans la détermination
plus juste et plus précise des cas où il convient
d'y avoir recours, et qu'en outre l'art s'est enrichi d'une foule d'opérations nouvelles qui
ont agrandi son domaine en augmentant le
nombre des maladies soumises à sa puissance,
nous devrons parcourir le champ presque entier des opérations de la Chirurgie : commen-
çons par celle du trépan.

§ Ier.

TRÉPAN.

En apprenant que, depuis trois années, un
seul fait d'opération de trépan, pratiquée à
la suite d'une plaie de tête, vous a été com-
muniqué, les personnes étrangères à l'art s'é-
tonneront qu'une opération si importante dans
ses fastes, soit, pour ainsi dire, exclue de sa
pratique. Le premier volume des Mémoires
de l'Académie royale de Chirurgie est, pour
la plus grande partie, composé de morceaux
relatifs au trépan : c'est par cette opération

qu'on a long-temps commencé les cours et les
traités de chirurgie, comme si, dans le temps
où la Médecine en France était l'objet de deux
professions distinctes, les chirurgiens eussent
pensé s'élever au-dessus de leurs rivaux et en-
noblir leur profession trop long-temps avilie,
en s'occupant des lésions qui intéressent l'organe de nos facultés les plus relevées, tandis
que les médecins proprement dits, partisans,
pour la plupart, de la médecine stercoraire (1),
paraissaient plongés dans la dégoûtante con-
templation des matières excrémentitielles. De

---

(1) A cette époque, Chirac tenait à Paris le sceptre
de la Médecine; Chirac, dont la maxime était de purger
au moins de deux jours l'un dans toute maladie : *Pur-
gare saltem alternis diebus.* Vainement Philippe Hec-
quet, si plaisamment ridiculisé par Lesage, sous le nom
du docteur Sangrado, écrivit-il contre cette absurde
pratique l'opuscule intitulé : *De purgandâ medicinâ
à curarum sordibus,* et voulut-il y substituer la saignée
et la boisson fréquente; la médecine évacuante con-
serva la vogue dont elle jouissait depuis Molière, jusqu'à ces temps où les *purgatifs*, dans leur emploi comme
méthode générale du traitement des maladies, dûrent
céder la place aux *émétiques* vantés par Stoll. Nous

tels motifs étant bien éloignés de nous, on se demande pourquoi l'opération du trépan, si souvent pratiquée jadis, est, pour ainsi dire, tombée en désuétude.

Il n'est qu'un très petit nombre de cas dans lesquels cette opération se trouve positivement indiquée. Par suite de la configuration du crâne, et des lois qui président à la transmission des mouvemens, le plus grand nombre des fractures arrive à la base de la boîte osseuse, endroit où ses parois doivent, en vertu de leur épaisseur, offrir le plus de résistance, et que sa situation met à l'abri de l'atteinte directe des corps vulnérans, comme elle s'oppose à ce que nos instrumens puissent y être appliqués. Puis, lorsque la fracture existe dans un point du crâne qui leur est accessible, les signes de l'épanchement étant bien déterminés,

---

avons vu ceux-ci remplacés par les *toniques* tant prodigués par Brown et les médecins de son école, et les toniques exclus à leur tour par les *antiphlogistiques*, dont la vogue se soutiendra aussi long-temps que l'on regardera l'irritation comme la cause générale des maladies.

il reste sur son véritable siége une multitude
de doutes et d'incertitudes. Il existe bien plus
souvent dans la propre substance du cerveau
qu'entre le crâne et la dure-mère : on ne voit
guère d'où pourrait, dans ce dernier cas, pro-
venir la matière de l'épanchement, à moins
que l'artère sphéno-épineuse ou méningée
moyenne n'eût été déchirée; alors même l'é-
vacuation du liquide épanché pourrait avoir
lieu dans l'intervalle des fragmens. Il ne faut
donc point s'étonner que l'opération du trépan
soit rarement pratiquée, les chirurgiens de nos
jours se bornant, dans le traitement des plaies
de tête, à l'emploi des moyens généraux, tels
que la saignée, les évacuans et les épispastiques. Enfin les lumières acquises par les travaux de plusieurs élèves de l'École de Médecine
de Paris (C), touchant le mécanisme suivant
lequel les épanchemens formés dans la substance du cerveau sont graduellement absor-
bés, doivent rendre l'opération du trépan, déjà
si rare, encore moins fréquente. Il résulte des
recherches de MM. Riobé, Rochoux et Serres,
que dans les déchiremens traumatiques ou
apoplectiques de l'encéphale, le sang qui s'é-

panche est bientôt entouré d'une couche de lymphe organisable qui effectue la résorption du liquide. Lorsque ce kiste membraneux spontanément organisé autour de la masse de l'épanchement, en a opéré l'entière absorption, il se resserre sur lui-même, ses parois adhèrent l'une à l'autre, il se transforme en une cicatrice jaunâtre qui, peut-être à la longue, finit par disparaître sous l'influence du mouvement nutritif. Pour remédier à des lésions aussi graves qu'un épanchement dans la propre substance du cerveau, la nature possède donc une force médiatrice et des ressources ignorées de nos prédécesseurs.

Cependant il est encore des occasions, peu nombreuses, il est vrai, dans lesquelles rien ne saurait suppléer à l'opération du trépan; et nos collègues MM. Béclard et P. Dubois, nous ont fait connaître un de ces cas où le trépan est institué avec le plus d'avantage. Dans l'observation qu'ils nous ont communiquée, il y avait plaie sans fracture apparente dans la région temporale droite; la moitié gauche du corps était frappée de paralysie, tous les symptômes de l'épanchement existaient : trois couronnes de trépan furent appliquées à la partie supérieure de la fosse temporale formée par le pariétal, et par leur moyen on reconnut à la fois la fracture et un épanchement considérable résultant de la lésion de l'artère sphéno-épineuse; un filet de sang vermeil s'échappait du vaisseau et coulait sur un caillot volumineux et noirâtre; on retira, par les ouvertures, huit onces environ de sang coagulé. Ce fait déjà si précieux par sa rareté et le plein succès dont l'opération a été suivie, nous offre un exemple de l'application heureuse du trépan sur la région temporale, que les anciens, trop timides, prescrivaient de respecter. Il établit, en outre, qu'on n'a pas toujours besoin de signes sensibles pour se décider à l'opération du trépan; car ici ces signes manquaient, et néanmoins l'application du trépan a confirmé la justesse du diagnostic établi avec une parfaite sagacité.

§ II.

FISTULE LACRYMALE.

Dès que J. L. Petit eut imaginé de pénétrer dans les voies lacrymales obstruées, à la faveur de l'incision du sac lacrymal, l'esprit inventif de ses confrères, membres de l'Académie royale de Chirurgie, n'eut à s'exercer que sur la détermination du meilleur procédé à mettre en usage pour dilater le canal nasal. A la simple bougie dont se servait J. L. Petit, ceux-ci proposèrent de substituer une corde à boyau, ceux-là une tente de plomb, d'autres une canule métallique : parmi ces derniers, Foubert employait une petite canule d'or, longue comme le canal nasal, comme lui légèrement courbée dans le sens de sa longueur, taillée en bec de plume à son extrémité inférieure, tandis que la supérieure présentait un contour arrondi et comme un bourrelet mince et large d'une demi-ligne. Cette canule, imitée depuis, existe dans la collection des instrumens légués par l'Académie royale de Chirurgie à la Faculté de

Médecine de Paris. Les tentatives de Méjean et de Laforest pour substituer à l'incision du sac lacrymal l'introduction d'un stylet par le point lacrymal supérieur, ou celle d'une sonde par l'orifice inférieur du canal nasal, ne furent point imitées. Desault, empruntant à Méjean l'idée d'un séton introduit de bas en haut dans le canal nasal, prétendit y trouver l'avantage d'une dilatation progressive, avantage bien mince quand on le compare aux extrêmes difficultés qu'on éprouve pour ramener par la narine le fil introduit. Qui de nous n'a vu les praticiens les plus habiles s'efforcer, pendant des heures entières, à faire sortir le fil par le nez, soit en commandant au malade de se moucher avec force, soit en se servant, au lieu d'un simple fil, d'une corde à boyau, d'un stylet à ressort, soit enfin en introduisant par la narine de petites pinces ou des crochets mousses destinés à ramener le fil auquel le séton devait être attaché? L'emploi de la canule de Foubert abrège et simplifie l'opération de la fistule lacrymale, au point qu'en moins d'une minute le sac est incisé, la canule introduite, et la petite plaie réunie au-dessus d'elle. Il a l'avan-

tage d'éviter les pansemens longs et douloureux qu'exige la dilatation progressive opérée
par le moyen du séton renouvelé et grossi
chaque jour. Enfin la méthode de J. L. Petit, exécutée suivant le procédé de Foubert,
met tout aussi bien, ou, pour mieux dire,
tout aussi mal à l'abri des récidives ; car, il faut
l'avouer, ce danger des rechutes est l'inconvénient le plus grave dans le traitement des fistules lacrymales, comme à la suite du traitement de toutes les fistules produites ou
entretenues par la perforation d'un conduit
excréteur.

Au rétablissement des voies naturelles ,
Scarpa préfère la méthode qui consiste à ouvrir
aux larmes une route nouvelle par la perforation de l'os unguis au moyen du cautère actuel.
Cette opération douloureuse nécessite un traitement consécutif, long et pénible. Vainement
le célèbre chirurgien d'Italie, pour établir
l'excellence du cautère actuel dans le traitement de la fistule lacrymale, prétend-il que,
dans le plus grand nombre des cas, cette maladie provient d'une affection de la membrane
muqueuse du sac lacrymal , ou dépend même

d'une altération de l'os unguis; son étiologie
a eu parmi nous le même sort que sa pratique
empruntée à Cowper (1), célèbre anatomiste et
chirurgien anglais du dix-septième siècle. Il
n'en a pas été tout-à-fait de même des opinions
du docteur Beer.

La théorie suivant laquelle cet oculiste regarde la fistule et le plus grand nombre des
maladies qui surviennent aux voies lacrymales comme l'effet de l'irritation inflammatoire de la membrane muqueuse dont ces
voies sont tapissées, a trouvé dans les idées
aujourd'hui dominantes en médecine, un plus
solide appui.

Adoptée et soutenue par quelques-uns de
nos confrères, cette manière de voir se for-
tifie surtout du peu de solidité des guérisons
obtenues par les méthodes adoptées pour le
traitement des fistules lacrymales. Peut-être
cette affection a-t-elle été jusqu'à présent envi-
sagée sous un point de vue trop exclusivement
mécanique, et la vérité se trouve-t-elle, comme

____

(1) Voyez sa grande Anatomie.

il arrive presque toujours, à une égale distance des opinions généralement admises et de celles qu'on propose de leur substituer. Quoi qu'il en soit, n'oublions point qu'en Thérapeutique chirurgicale une opinion nouvelle, ou même un système nouveau, n'est point un progrès véritable.

§ III.

OPÉRATION DE LA CATARACTE.

Malheureusement, sous le rapport de la cataracte, comme sous celui de la fistule lacrymale, la Chirurgie n'a pas éprouvé, dans ces derniers temps, de véritables perfectionnemens, et flotte encore incertaine entre divers moyens de guérison proposés contre ces maladies.

S'il est un cas où la vérité chirurgicale paraisse aussi difficile à découvrir, et doive être recherchée avec les mêmes soins et les mêmes scrupules que la vérité judiciaire, c'est sans doute celui où il s'agit de décider quelle est la méthode préférable pour guérir la cataracte et de mettre fin aux interminables débats qui, de nos jours encore, divisent les partisans de *l'extraction* et ceux de *l'abaissement* du cristallin. Ce n'est qu'après l'information la plus ample et l'enquête la plus scrupuleuse, ce n'est qu'après avoir interrogé de nouveau, non les témoignages, mais les faits eux-mêmes, observés avec exactitude et jugés avec bonne foi, qu'on pourra décider enfin laquelle des deux méthodes doit être préférée, non point comme méthode exclusive, mais comme méthode générale. En effet, il se rencontrera toujours des circonstances dans lesquelles, soit petitesse extrême, soit volume excessif ou trop grande mobilité du globe de l'œil, l'extraction est impraticable, en sorte qu'on se trouve obligé de recourir à l'abaissement, alors conservé, du moins comme méthode exceptionnelle.

L'ancienne méthode de l'abaissement procurait un si petit nombre de guérisons que, dans le cours du dix-septième siècle, les chirurgiens l'avaient en quelque sorte abandonnée aux opérateurs ambulans; s'il faut en croire Raw, elle ne rendait pas la vue au centième des malades. Heister en portait un jugement aussi défavorable, et Garengeot, dans un

Traité d'opérations, publié vers le commencement du siècle dernier, la passe complètement
sous silence. Née dans le sein de l'Académie
royale de Chirurgie, la méthode toute française
de l'extraction fut accueillie dès sa naissance par
des applaudissemens à peu près unanimes. Vainement quelques chirurgiens étrangers, Pott
entre autres, restèrent fidèles à l'ancienne méthode, ou même lui accordèrent ouvertement
la préférence; la méthode de l'extraction pré-
valut soit en France, soit dans le reste de l'Europe, jusqu'au moment où Scarpa, renouvelant
les opinions de Pott, et lui empruntant jusqu'à
l'idée de son aiguille recourbée en crochet, se
déclara le partisan exclusif de la méthode par
abaissement. La connaissance plus parfaite du
mécanisme de l'absorption, à l'aide de laquelle
disparaît le cristallin déprimé, ayant fourni à
Scarpa une explication plus satisfaisante des
phénomènes, bien des médecins pensèrent
trouver dans une explication plus ingénieuse,
une méthode curative plus efficace; les inconvéniens attachés à la méthode de l'extraction
furent chaque jour exagérés par les fauteurs
de l'abaissement, chaque jour devenus plus

nombreux ; et chacun invoquant l'expérience
et l'interprétant à son gré, d'interminables
débats naquirent d'une question si simple en
apparence et d'une solution si facile. Une seule
voie est ouverte pour sortir de ce dédale d'o-
pinions contradictoires et fixer enfin ce point
important de doctrine chirurgicale. Sous les
yeux de l'Académie, un certain nombre de
malades devrait être réuni dans un local convenable, puis opéré comparativement, selon
les deux méthodes, en plaçant, autant que
possible, dans les mêmes circonstances, les
individus soumis à l'opération. Un corps académique, dont le seul intérêt est celui de la
vérité, peut seul entreprendre et suivre avec
avantage une semblable expérience. Le chirurgien le plus habile, et qui, dans l'exercice
de son art, cherche la vérité avec le plus de
candeur et de bonne foi, ne saurait se défendre
d'une multitude de préventions dont il ignore
souvent lui-même l'existence et l'empire.
Quelle créance peuvent obtenir alors ces
hommes de mauvaise foi pour qui la vérité
n'est autre chose que la vogue acquise par le
mensonge? et que doit-on entendre par ce

qu'ils appellent leurs *succès* dans l'emploi de telle ou telle méthode?

Bien que les instrumens inventés par Guérin et Dumont, pour l'extraction de la cataracte, et le procédé renouvelé par Langenbeck, pour l'abaisser en perçant la partie inférieure de la cornée transparente, et en portant l'aiguille sur le cristallin par l'ouverture de la pupille, n'aient obtenu qu'un succès éphémère et soient tombés dans l'oubli, nous ne devons point passer sous silence ces tentatives ingénieuses. Toutefois, il est également juste de les conserver dans l'Histoire de l'art, et de les exclure de sa pratique. Soumis à l'Académie royale de Chirurgie, vers les derniers temps de son existence, les instrumens de MM. Guérin et Dumont (1) semblèrent d'abord devoir rendre facile et vulgaire l'une des opérations les plus délicates et les plus difficiles. L'action aveugle d'un ressort était substituée à l'adresse

______

(1) Pour la description de ces instrumens assez compliqués dans leur mécanisme, quoique simples dans leur action, voyez Sabatier, *Médecine opératoire*, 2e édition, tom. III, pag. 105 et suivantes

d'une main expérimentée ; mais on s'aperçut
bientôt que ces instrumens mécaniques agissant toujours et nécessairement de la même
manière dans une opération dont les circonstances sont infiniment variables, le très petit
nombre de succès obtenus n'était dû qu'au
hasard. L'opthalmostate annulaire, qui fait
partie de la machine, présente tous les inconvéniens attachés aux instrumens de ce genre;
incapable de fixer un organe essentiellement
mobile, il laisse la lame, partie au moment
de la détente du ressort, transpercer la cornée
dans la position actuelle de l'œil, qui se trouve
ainsi traversé de telle sorte que le plus souvent la section de la cornée est irrégulière ou
incomplète, et insuffisante pour donner issue
au cristallin. Ajoutez la vive commotion im-
primée au globe, ébranlement dangereux qui
souvent en bouleverse l'organisation délicate,
et vous ne serez point surpris que les machines
à cataracte de MM. Guérin et Dumont aient
été entièrement abandonnées.

Le même sort est réservé à la ponction de
la cornée transparente, faite dans l'intention
d'abaisser ou plutôt de déplacer et de broyer le

cristallin. Cette opération, désignée par le terme grec de *kératonixis*, avait été tentée jadis, mais Ricther ne la conseillait que dans les cataractes laiteuses, et B. Bell la regardait comme moins commode que la méthode ordinaire pour effectuer l'abaissement du cristallin, lorsqu'en 1806 elle fut proposée par le docteur Buchorn comme méthode générale, et bientôt après mise en pratique et célébrée par le professeur Langenbeck, de Goëttingue. Adoptée surtout en Allemagne, cette manière d'opérer a fait imaginer diverses aiguilles qui n'offrent que des modifications peu importantes de l'aiguille pour l'abaissement pratiqué suivant les procédés ordinaires. La kératonixis n'est elle-même qu'une modification de cette méthode opératoire, et toute la question se réduit à savoir s'il vaut mieux arriver au cristallin en perçant seulement la cornée transparente, qu'en traversant nécessairement la conjonctive, la sclérotique, la choroïde et la rétine, et accidentellement soit les nerfs, soit les *procès* ciliaires. Au premier aperçu la chose semble évidemment préférable, lorsque surtout on considère que la perforation, dans la

méthode ordinaire, s'opère à l'aveugle, tandis
que dans la kératonixis, l'opérateur suit des
yeux l'aiguille qui traverse la cornée, au voisinage de sa circonférence, et pénètre aisément
jusqu'au cristallin, au travers de la prunelle,
considérablement dilatée par le moyen d'une
solution aqueuse d'extrait de belladone ou de
jusquiame, dont a soin d'humecter, quelques
heures auparavant, l'œil soumis à l'opération.
Nonobstant ces avantages séduisans en théorie, la kératonixis n'a obtenu aucune faveur
hors de l'Allemagne; les essais tentés l'ont
montrée plus fréquemment suivie d'accidens
inflammatoires que les procédés en usage, et
lorsque ces accidens n'entraînent pas la perte
totale de la vue, ils menacent ou frappent
d'opacité une partie dont il est si important
de conserver la transparence, et, comme nous
l'avons vu, laissent subsister des taies de la
cornée dont une irritation subséquente peut
chaque jour déterminer l'élargissement. Il est
vrai qu'en perçant la cornée à une ligne de
sa circonférence, on s'éloigne le plus possible
de la partie correspondante à la prunelle, partie
centrale dont il est si important de conserver

la transparence; car, bien qu'on ait réussi, dans certains cas d'opacité presque entière de la cornée, à rendre la vue par l'établissement de pupilles artificielles, cette ressource, due au génie de Cheselden, est trop incertaine pour qu'on n'attache pas le plus grand prix à conserver aux rayons lumineux leur libre passage au travers de l'ouverture naturelle de l'iris.

§ IV.

PERFORATION DU TYMPAN.

Les causes d'où la surdité peut dépendre étant aussi nombreuses qu'obscures, l'art est le plus souvent réduit, dans le traitement de cette maladie, à l'emploi des remèdes généraux, comme la saignée générale ou locale, les évacuans, les épispastiques. L'usage de ces moyens est rarement efficace ; on ne saurait donc trop multiplier les tentatives de guérison contre un mal presque toujours incurable. Sous ce rapport, la perforation de la membrane du tympan, opération imaginée par sir Astley Cowper, est une invention précieuse. Malheureusement elle doit réussir seulement dans les cas où la perte de l'ouïe dépend de l'épaississement de la membrane du tympan ou de l'obstruction de la trompe d'Eustache. La membrane, épaissie par suite de fluxions répétées, devient par là moins vibratile et moins capable de recevoir et de transmettre les ébranlemens sonores : d'un autre côté, la trompe d'Eustache étant oblitérée, l'air dont la caisse est naturellement remplie, manque faute d'être renouvelé ; les vibrations ne peuvent être transmises, au travers du vide, du conduit auditif à l'oreille interne ; la surdité devient donc la suite nécessaire de ces deux états, ordinairement produits par des causes analogues, et dont les catarrhes fréquens de la gorge et de l'oreille peuvent faire soupçonner l'existence. On perce, à l'aide d'un petit trois-quarts, la partie inférieure de la membrane du tympan : l'accès est rendu à l'air extérieur ; le son alors se propage avec facilité au travers de la caisse, et l'ouïe est recouvrée au moyen d'une opération facile, et qui s'exécute sans danger comme sans douleur. Elle échoue, il est vrai, dans le plus grand nombre des cas, parce qu'on s'est trompé sur la véritable cause à laquelle la surdité doit être attribuée; mais, ne fût-elle heureuse que sur le cinquantième des malades, il faut, dans toutes les occasions où l'on soupçonne que la perte de l'ouïe peut dépendre soit de l'epaississement de la membrane du tympan, soit de l'oblitération des conduits gutturaux de l'oreille, tenter une opération qui ne peut avoir d'autres inconvéniens que son inutilité.

§ V.

RHYMNOPLASTIQUE.

Les progrès de la Thérapeutique chirurgicale ne sont pas toujours dus aux méditations du génie, la nécessité quelquefois y conduit. C'est ainsi que l'art s'est récemment enrichi d'un procédé curieux pour réparer la perte du nez. L'ablation de cette partie du visage est, comme on sait, un supplice usité dans l'Indostan; en sorte que dans ces contrées on rencontre aussi souvent des individus privés de leur nez, qu'en Europe, au seizième siècle, il était or-

dinaire de voir des personnes ainsi mutilées par
suite des ravages de la syphilis. A cette époque,
Taillacot, chirurgien de Bologne, imagina de
procurer la réunion des bords de l'ouverture
rendus saignans, à une plaie faite par incision
sur la partie antérieure de l'avant-bras. La
réunion étant opérée dans cette sorte de greffe
animale, Taillacot excisait les chairs de l'avant-
bras, et fabriquait à leurs dépens un nez toujours informe ; car le moignon , composé de
peau, de tissu adipeux et de chairs musculaires, devait offrir une masse irrégulière,
non moins hideuse que la difformité primitive.

Au rapport du docteur Carpue, les Indiens
corrigent cette difformité par un procédé plus
ingénieux et plus efficace. Après avoir rendu
saignant le contour de l'ouverture nasale, ils
rabattent sur elle un lambeau triangulaire,
taillé sur la partie moyenne du front. Ce lambeau de parties molles a sa base tournée en
haut, tandis que son sommet est en bas, correspondant à la racine du nez. En rabattant
le lambeau, on retourne sur lui-même ce
sommet tronqué, en sorte que la base du lambeau ainsi renversé vient former le contour

des nouvelles narines, que l'on maintient dilatées. Lorsque l'adhérence est établie entre le
lambeau et le contour de l'ouverture, on incise
son sommet tordu sur lui-même; et comme
on a rapproché les bords de la plaie triangulaire avec perte de substance, faite au milieu
du front, c'est par là que la cure s'achève.
Quoique les nouvelles narines, dépourvues de
cartilages, doivent rester affaissées et le bout
du nez aplati, l'horrible difformité qu'entraîne la perte de cet organe, se trouve jusques
à un certain point corrigée. Toutefois, une cicatrice au milieu du front résultant nécessairement de la dissection du lambeau qu'on
rabat sur l'ouverture antérieure des fosses na-
sales pour leur servir d'opercule, bien des
malades préféreraient à la méthode indienne,
un nez de carton, d'une forme et d'une couleur le plus rapprochées possible de la forme
et de la couleur naturelles.

M. le professeur Græfe, de Berlin, a publié
un cas où il a réussi par l'emploi du procédé
que nous venons de décrire. Les occasions de
le mettre en pratique se présentent rarement;
car, outre qu'il est peu commun de rencontrer

des malades disposés à s'y soumettre , il faut,
pour entreprendre l'opération avec quelque
espoir de succès, que la perte du nez résulte
d'un accident, d'un coup de sabre par exemple.
En effet, le nez détruit par suite des ravages
d'une dartre ou d'un cancer, offre, à la suite
d'une semblable érosion, une peau épaissie et
rougeâtre, et tellement disposée à l'ulcération,
que, rendue saignante, elle suppure au lieu
de contracter l'inflammation adhésive.

§ VI.

FISTULES SALIVAIRES.

Produites et entretenues par la perforation
du canal excréteur de la glande parotide, les
fistules salivaires de la joue ne guérissent jamais d'une manière plus prompte et plus sûre
que par l'établissement d'une fistule interne,
véritable conduit artificiel, entretenu par la
présence d'un corps étranger dilatant. Ce
moyen de dilatation est conservé pendant tout
le temps nécessaire pour qu'une membrane
muqueuse s'organise dans toute la longueur

du nouveau conduit, dont elle empêchera désormais l'oblitération. Deux de nos confrères, MM. Deguise père et Béclard, ont soumis à l'examen des membres de l'Académie, plusieurs malades qu'ils ont traités, et guéris suivant cette méthode ancienne, par eux modifiée au moyen de l'addition d'un procédé aussi nouveau qu'ingénieux. Au lieu de conserver la plaie extérieure, nos confrères percent obliquement la joue avec un petit trois-quarts à hydrocèle, qu'ils retirent pour introduire un fil de plomb, au moyen duquel ils forment une anse en le nouant sur lui-même. Cette anse, laissée au dedans de la bouche, reste appliquée contre la face interne de la joue. Ce procédé, analogue à celui de Monro, en diffère essentiellement en ce que l'anse de plomb ne paraît nullement en dehors, et par conséquent ne s'oppose point à la cicatrisation de la plaie extérieure, qui se ferme de suite, et long-temps avant le complet établissement de la fistule interne. Dans un cas particulier, M. le professeur Béclard a sondé le canal de Sténon, et introduit dans son orifice buccal un long stylet d'argent flexible, très mince à

l'une de ses extrémités, et semblable à ceux
dont on fait usage pour pénétrer dans les conduits lacrymaux ; tandis que l'autre extrémité,
plus volumineuse, était taraudée, pour qu'on
pût y visser le fil de plomb. Celui-ci fut ainsi
conduit jusque vers la fistule , puis ramené
dans la bouche au moyen du trou fait à la
joue dans cet endroit, et noué sur lui-même
de manière à former une anse intérieure qui
ne s'opposât point à la prompte cicatrisation
de la fistule.

§ VII.

STAPHYLLORAPHIE.

Certains individus naissent le voile du palais
fendu dans le milieu de sa largeur. Ce vice
de conformation, dans lequel la luette est bi-
fide, se voit moins communément que la difformité congéniale appelée *bec-de-lièvre* : il
n'est pas néanmoins fort rare. A l'époque où
l'observation attentive des défectuosités de ce
genre révélait aux physiologistes l'une des lois
les plus importantes de l'économie , l'un des
membres de cette Académie enseignait à les

*

corriger au moyen d'une opération ingénieuse :
heureuse coïncidence dans laquelle l'avantage
reste à la Chirurgie de toute la différence qui
existe entre le curieux et l'utile.

Les derniers travaux des physiologistes ont
appris que la machine animale, au lieu d'être
constituée, pour ainsi dire, d'un seul jet, se
forme progressivement et s'organise en quelque sorte pièce à pièce. Les viscères existent
avant les parois des cavités destinées à les ren-
fermer; le développement commence par les
parties latérales, et finit par la ligne médiane,
les deux moitiés du corps s'unissant au moment
où l'organisation s'achève. Aussi la plupart
des difformités congéniales existent-elles sur ce
point et dépendent-elles d'un développement
incomplet. C'est ainsi que la lèvre supérieure,
la voûte palatine, le voile du palais, la luette,
restent souvent divisés, et que l'art est appelé
à terminer l'œuvre imparfait de la nature. C'est
principalement dans la vue de rendre aux malades la faculté d'articuler des sons distincts
qu'il devient nécessaire de remédier à la division congéniale du voile du palais. La déglutition des alimens solides ou même liquides,

quoique laborieuse, est encore possible, mais l'individu ne profère que des sons inarticulés et inintelligibles, il est réduit à la condition des brutes. Pour restituer la parole, M. le professeur Grœfe a imaginé, en 1816, de rendre saignans les bords de la division, puis de les rapprocher et de les maintenir en contact pendant le temps que la nature emploie à leur réunion; et, pour ces trois temps de l'opération, il a inventé des instrumens commodes, qu'a imités, sans le savoir sans doute en 1819 (1), et fait connaître en France, M. le professeur Roux, Chirurgien en second de l'hôpital de la Charité.

§ VIII.

BRONCHOTOMIE.

L'extraction des corps étrangers introduits dans la trachée-artère, est devenue une opération facile et sans danger depuis qu'on a substitué à l'incision pénible de la trachée-artère vers la partie inférieure du col, la section du cartilage cricoïde jointe à celle des deux

----

(1) Voyez les notes, page 332.

ou trois premiers anneaux du canal aérien. La
bronchotomie étant pratiquée suivant ce procédé, il est toujours aisé de déterminer le lieu
précis où la pointe du bistouri doit être plongée : c'est l'endroit placé au-dessous du *nœud
de la gorge*, expression vulgaire usitée pour
indiquer la saillie du larynx vers la partie
moyenne et antérieure du col. A quelques lignes au-dessous du point le plus saillant de
cette proéminence, on reconnaît l'intervalle
thyro-cricoïdien au défaut de résistance et à
la dépression qu'éprouve la membrane *crico-
thyroïdienne*, lorsqu'on appuie sur elle l'extrémité du doigt indicateur. Cette exploration
est facile, même sur les personnes qui ont le
plus d'embonpoint. La pointe de l'instrument,
dont le tranchant est dirigé en bas et en avant,
pénètre de trois à quatre lignes dans le canal, que
l'on fend ainsi longitudinalement et de haut en
bas dans une étendue d'environ quinze lignes.

Cette ouverture est suffisante pour laisser
sortir une fève de haricot ou tout autre corps
étranger d'un pareil volume; et comme elle
n'intéresse que la peau, la membrane crico-
thyroïdienne, le cartilage cricoïde et les quatre

ou cinq premiers anneaux de la trachée-artère, la plaie est peu profonde; elle correspond exactement à la ligne médiane celluleuse qui sépare les deux moitiés symétriques du col, et par conséquent ne divise le corps thyroïde que dans l'isthme étroit et mince qui en unit les deux lobes, portions de la glande où n'existent que de très petites artérioles, au moyen desquelles les artères thyroïdiennes d'un côté communiquent avec celles du côté opposé. Or, l'Anatomie apprend que les anastomoses des vaisseaux thyroïdiens dans le parenchyme glandulaire n'ont lieu qu'entre leurs dernières ramifications. La bronchotomie, pratiquée suivant ce procédé, est à peine une opération sanglante. En effet, comme on ne prolonge pas l'incision beaucoup au-dessous de la partie moyenne du col, l'instrument n'atteint pas le plexus des veines thyroïdiennes, qui sort de la partie inférieure de la glande, et descend au devant de la trachée-artère. Comme on l'a dit ailleurs (1), ce

____

(1) Richerand, *Nosographie chirurgicale*, Paris, 1805.

sont ces vaisseaux qui faisaient de la trachéo-
tomie une opération laborieuse. Le sang s'en
écoule en grande quantité, et, s'insinuant dans
la trachée-artère, détermine une toux suffo-
cative d'autant plus dangereuse que, faute de
point d'appui, on ne peut exercer la compression sur les veines incisées; ajoutons que
le sang ne viendra point d'en haut, si, après
avoir incisé les tégumens sur la ligne médiane
du col, on a la précaution de porter l'extrémité du doigt indicateur dans l'angle supérieur de la plaie, afin de s'assurer quelle est
précisément la ligne transversale qu'occupe
l'arcade renversée, résultant de l'anastomose
des artères thyroïdiennes supérieures au devant de l'espace thyro-cricoïdien. C'est exactement au-dessous de la ligne où le vaisseau fait
sentir ses battemens qu'il importe de plonger
la pointe du bistouri, pour pénétrer dans le larynx au travers de la membrane.

§ IX.

PLAIES PÉNÉTRANTES DE LA POITRINE.

Le traitement des plaies pénétrantes de la poitrine, long-temps dirigé d'après les principes d'une routine aveugle, a été depuis trente années perfectionné par les travaux successifs de plusieurs membres de cette Académie. Déjà dans le siècle dernier, Sharp (1) et notre respectable collègue Valentin (2), dont nous déplorons en ce moment la perte récente, avaient démontré par l'expérience et par le raisonnement toute l'absurdité du précepte donné par Guillaume de Salicet (3), d'agrandir avec un rasoir toute plaie pénétrante de la poitrine : doctrine bien digne de cet ecclésiastique du treizième siècle, qui regardait

---

(1) *Traité d'opérations de Chirurgie*, traduit de l'anglais. Paris, 1741.

(2) *Recherches critiques sur la Chirurgie moderne*, 1772, page 57 et suivantes.

(3) *Chirurgia*, lib. 11, cap. 12.

comme dangereux de communiquer avec les laïques et comme indécent de s'occuper des maladies propres à l'autre sexe. Il était réservé à notre âge de mettre en évidence les véritables principes du traitement des plaies pénétrantes de la poitrine, et de les établir sur la double autorité de l'observation et du raisonnement.

Les guerres sanglantes dont, pendant plus de vingt années, l'ancien monde fut le théâtre, ont fourni à notre honorable collègue, M. Larrey(1), de fréquentes occasions de constater de nouveau que rien n'est préférable à la réunion immédiate, dans le traitement des plaies pénétrantes de poitrine, lors même qu'une hémorragie avec épanchement de sang complique cette espèce de blessures. L'un de nous ayant, dans l'une des opérations les plus hardies dont les fastes de notre art conservent la mémoire, pratiqué la résection de deux côtes, puis excisé la plèvre épaissie et cancéreuse dans une étendue d'environ six pouces carrés, vit l'air se précipiter, ou, pour mieux dire, s'engouffrer dans cette ouverture, com-

____

(1) Mémoires de Chirurgie militaire.

primer le poumon, l'affaisser, et suspendre
complètement la respiration dans la moitié
correspondante de la poitrine. L'oppression,
d'abord extrême, ne tarda pas à diminuer :
l'action du poumon opposé suffit parfaitement à l'entretien de la vie; et l'opération
eût obtenu un succès complet et durable, si
le chirurgien avait possédé l'heureux secret
de s'opposer à la récidive des affections cancéreuses. Quoi qu'il en soit, cette observation
célèbre, jointe à une multitude d'autres faits,
vient à l'appui du raisonnement, et offre
l'avantage de prouver, sans réplique, la vanité des craintes qu'inspirait aux anciens le
danger de la suffocation aux cas où un épanchement quelconque empêche toute respiration dans l'un des côtés du thorax.

Bien que ce point de doctrine parût fixé et
comme consacré par l'assentiment unanime
des chirurgiens français, l'un d'eux ayant cru
devoir s'en écarter dans une catastrophe à jamais déplorable, l'Académie de Chirurgie,
sans se livrer à l'examen des motifs qui ont
pu déterminer une conduite aussi étrange,
a cru devoir proposer pour sujet du prix

qu'elle doit décerner en 1826, la question suivante :

« Déterminer par l'observation, l'expérience
» et le raisonnement (c'est-à-dire par tous les
moyens que l'esprit humain possède pour arriver à la connaissance de la vérité, si l'on y
ajoute le calcul,) déterminer par l'observa-
» tion, l'expérience et le raisonnement, quelle
» est la méthode préférable dans le traitement
» des plaies pénétrantes de la poitrine. »

§ X.

INVAGINATION DES INTESTINS.

L'introduction du bout supérieur dans le
bout inférieur, faite dans la vue d'en déterminer l'adhérence mutuelle et de guérir ainsi
les plaies transversales de l'intestin grêle, est
une méthode plus ingénieuse qu'efficace, et
qui, jusqu'à ce moment, entraîne un tel danger
qu'on y a renoncé généralement, malgré quelques exemples d'un heureux succès. Des expériences nouvelles semblent devoir remettre
l'invagination en crédit, et sont de nature à

encourager les chirurgiens à la pratiquer avec plus d'espoir de réussir. Il résulte d'une suite d'expériences et de recherches que M. Jobert a soumises à l'Académie et qu'ont vérifiées ses commissaires, que si, comme l'a fait ce jeune et habile expérimentateur, on pratique l'invagination en ayant le soin préliminaire de renverser en lui-même le bout inférieur, de manière que le bout supérieur y étant introduit, sa tunique externe ou péritonéale se trouve en contact avec la membrane analogue appartenante au bout inférieur, l'adhérence s'établit avec facilité entre ces tissus identiques. Par cette heureuse modification on fait cesser le plus puissant obstacle à la réunion des parties invaginées, empêchement invincible, d'où, comme je l'ai dit le premier, naît l'impossibilité d'une agglutination immédiate entre des membranes aussi diverses que le sont les tuniques muqueuse et séreuse du tube intestinal.

Le renversement du bout inférieur en lui-même et l'intus-susception du bout supérieur, plus faciles dans les cas de plaies pénétrantes de l'abdomen avec section transversale et complète du tube intestinal qu'à la suite des

hernies étranglées avec gangrène, seraient
au besoin facilités par l'immersion du bout
inférieur dans l'eau tiède. Cette immersion, en
faisant cesser l'état de contraction et de resserrement, favoriserait singulièrement l'intus-
susception du bout supérieur dans le bout inférieur. Elle se fait sans détacher le mésentère,
et par conséquent sans aucun danger d'hémorragie. Les chiens sur lesquels l'invagination
a été faite, ayant été ouverts plusieurs semaines après l'expérience, les commissaires
de l'Académie ont constaté que de l'union
des intestins invaginés, résulte un simple
épaississement des parois dans le point où
l'adhérence est établie; sorte de valvule plate
qui ne s'oppose point au cours libre et facile
des matières.

§ XI.

ANUS CONTRE NATURE.

En assurant ainsi le succès de l'invagination, on rendra de plus en plus rare la dégoûtante infirmité connue sous le nom d'anus

contre nature. Ces fistules stercorales, suite
des plaies pénétrantes de l'abdomen et plus
souvent des hernies avec gangrène du tube intestinal, deviendront de moins en moins communes, à mesure que la Chirurgie deviendra
plus habile à les prévenir. On les rencontre
encore quelquefois dans la pratique, et pour
les prévenir ont été imaginés divers procédés
analogues et presque semblables; ce qui ne
doit pas surprendre, car, dès qu'en Chirurgie une indication se trouve nettement
déterminée, rien n'est plus facile que d'imaginer les moyens d'y satisfaire.

Ce fut vers l'année 1786 que Desault enseigna pour la première fois que le véritable
obstacle à la guérison des anus artificiels
existait dans l'éperon résultant de l'adossement
des deux bouts de l'intestin divisé, sorte de
digue au cours naturel des matières. Il proposa
d'affaisser en le comprimant avec une tente
de charpie introduite par la plaie extérieure,
l'angle aigu formé par l'adhésion des extrémités intestinales. Des guérisons obtenues à
l'Hôtel-Dieu et consignées dans le Journal de
Chirurgie, établirent l'efficacité de cette mé-

thode qui, en ce moment encore, est plus
avantageuse et surtout fait courir moins de
danger aux malades que les divers procédés
qu'on a proposé d'y substituer. Cependant, vers
la fin du siècle dernier (1798), un médecin
allemand, Frédéric Smakalden, proposait d'a-
bréger les lenteurs du traitement, en perçant
la cloison qui s'oppose au passage des matières du bout supérieur de l'intestin dans son
bout inférieur. Cette perforation n'est point
sans danger, car si l'adhérence des parois respectives de l'intestin n'est pas complète, un
épanchement mortel s'effectue à la surface péritonéale. Il ne paraît point au reste que Smakalden ait eu occasion de mettre en pratique
son procédé.

Fendre la cloison résultante de l'adossement
des parois correspondantes de l'intestin, était
le moyen le plus naturel et le plus simple
de remplir l'indication : aussi le professeur
Physik, de Philadelphie, réussit-il dès l'année 1802 à obtenir la guérison complète d'un
anus artificiel, en traversant d'abord l'éperon
avec un fil, puis en le fendant avec des ciseaux
mousses vers la pointe, depuis le bord saillant

de la cloison jusqu'au point occupé par le fil dont on l'avait préliminairement traversé. Ce fil, placé plusieurs jours avant l'incision, rend l'adhérence des parois adossées plus cer-taine, et l'on peut alors fendre, sans danger, la cloison formée par cet adossement. En 1812, notre collègue M. Dupuytren, dans le but de rendre cette adhérence nécessaire encore plus sûre, a imaginé une pince à bords mousses et dentelés, laquelle opère en plusieurs jours la division que les ciseaux effectuent en un in-stant. Ce dernier procédé paraît exposer le pé-ritoine à une inflammation plus vive, car les deux branches de l'instrument introduit dans les deux bouts de l'intestin, n'agissent que par pression, et ne peuvent opérer la solu-tion de continuité qu'en effectuant une sorte de plaie contuse. Le petit nombre d'indi-vidus sur lesquels cette pince a été essayée, n'ont point éprouvé à la vérité d'inflammation du bas ventre ; ils ont guéri, conservant un reste de suintement bien préférable à la fis-tule stercorale qui existait avant la division des bouts adossés. Mais en voilà trop peut-être touchant un point de Chirurgie sur lequel, depuis Desault, il restait peu de chose à faire, et où la rareté des observations rend la valeur des procédés opératoires difficilement comparable.

§ XII.

BANDAGES HERNIAIRES.

Plusieurs sortes de bandages herniaires présentés à l'Académie, lui ont fourni l'occasion de discuter et nous autorisent à proclamer les véritables principes de leur confection. Tout le monde est d'accord que ces instrumens sont plus nuisibles qu'utiles lorsqu'ils n'ont point été convenablement fabriqués. Après une multitude de tâtonnemens, d'essais et d'épreuves, on a reconnu que le bandage le mieux approprié à la contention des hernies inguinales et crurales consiste en une courbe parfaitement élastique, ressort de fer ou d'acier, levier du troisième genre, à l'une des extrémités duquel est placée la résistance ; et cette extrémité se trouve surmontée d'une pelote, tandis que l'extrémité opposée appuie légèrement sur la convexité du sacrum, et que la courbe embrasse la hanche du côté malade, au contour de laquelle elle doit s'adapter exactement et sur lequel elle se moule pour ainsi dire. Pour cela il faut non-seulement que le fer du bandage, à la faveur d'une trempe habile, offre un degré d'élasticité moyenne entre la dureté inflexible et l'excessive souplesse, mais encore que, s'il se peut, le bandage soit construit exprès et fait à la mesure du malade. La pelote ovalaire doit offrir une double obliquité, de sorte que sa face postérieure regardant à la fois en haut et en arrière, soutienne le poids des viscères de l'abdomen qui pèsent dans la direction opposée. Cette pelote, soudée à l'une des extrémités du bandage, fait corps avec lui, et, fixée à la faveur de cette continuité, oppose une résistance invariable à l'effort continuel des viscères contre le point affaibli des parois de l'abdomen. La mobilité de la pelote serait un défaut et les termes nous manquent pour faire ressortir ici tous les inconvéniens de ces bandages dits *anglais*, ou garnis d'une pelote mobile à chacune de leurs extrémités, bandages dont une police vigilante devrait empêcher le débit et proscrire l'emploi dangereux. Susceptible, en vertu de la parfaite élasticité de la courbe métallique dont elle fait partie, de s'accommoder aux divers états de l'abdomen, la pelote comprimera plus efficacement l'ouverture herniaire, au moyen d'un coussinet dont elle est garnie, que si on le surmontait d'une vessie remplie d'air, ou qu'on plaçàt un ressort dans son intérieur comme le faisait jadis Juville, le plus habile de nos bandagistes. Enfin les bandages à double pelote sont essentiellement défectueux en ce que, destinés à contenir deux hernies, ils n'agissent efficacement que sur l'ouverture correspondante à la pelote terminale. Dans les cas de double hernie, on doit toujours leur préférer un double bandage.

Des bandages vous ont été présentés, sur lesquels, au moyen d'une coulisse, la pelote pouvait se porter en dedans ou en dehors, la courbe élastique devenant, par ce mécanisme ingénieux, plus longue ou plus courte; et nous avons vu de suite que ce faible avantage ne pouvait compenser les inconvéniens inséparables du jeu compliqué d'un

instrument qui se détraque avec facilité, et
qui, formé de pièces distinctes, quoique assem-
blées avec précision, n'offrira jamais cette uni-
formité de courbure, de pression et de force
graduée qu'on trouve dans le ressort fait d'une
seule pièce. D'autres artistes ont reproduit à
vos yeux le bandage circulaire du célèbre
Camper; et, quelque imposante que soit l'autorité de ce chirurgien, vous n'avez pu taire
que ces espèces de ceintures ne jouissent aucunement du mode d'action dont est doué le
brayer ou bandage élastique, levier du troisième genre, à la faveur duquel on comprime,
avec une certaine force, seulement les deux
points opposés où se trouvent la résistance
et le point d'appui, placés, comme on sait, aux
deux extrémités du bandage, tandis que la
ceinture ou bandage circulaire de Camper
exerce sur toute la circonférence de l'abdomen
une action presque égale et par conséquent
insuffisante sur le point affaibli.

Vous avez frappé d'une juste réprobation
certains bandages dont la pelote était surmontée d'une autre petite pelote destinée
à s'engager dans l'ouverture herniaire pour la

boucher plus hermétiquement, disait-on, sans
prendre garde que la pression du bandage
exercée de cette manière, est plus propre à
éterniser la maladie qu'à en effectuer la guérison. En effet, la petite pelote engagée dans
l'anneau, écarte ses côtés et maintient l'ouverture dilatée; une pelote bien faite, au contraire, exerce sur ses côtés une pression égale,
supplée à leur défaut de résistance, s'oppose à
la sortie des viscères, et, par un long usage,
seule est habile à procurer la guérison radicale,
lorsque le malade se trouve encore à cet âge
de la vie où les organes augmentent en force,
en densité et en consistance.

§ XIII.

DU DÉBRIDEMENT DANS LES HERNIES.

L'agrandissement de l'ouverture qui a donné
passage aux viscères abdominaux formant hernie, est, comme on sait, une opération presque
toujours indispensable dans les cas où, pour
les faire rentrer, on est obligé d'ouvrir le sac
herniaire. Connue sous le nom de débri-

dement, cette partie délicate de l'opération de la hernie s'exécute aujourd'hui avec des instrumens dont la perfection ajoute beaucoup à l'exécution facile, et surtout à la sûreté du procédé opératoire. Un bistouri ordinaire, avec une sonde cannelée pour conducteur, servit d'abord à l'incision de l'ouverture herniaire. Bientôt, pour garantir les viscères de son atteinte, Bienaise imagina d'y substituer le bistouri gastrique, type évident et modèle primitif de lithotome caché. Méry garnit la sonde ailée d'une plaque destinée à maintenir les intestins affaissés. Vers le même temps, J. L. Petit substitua au bistouri ordinaire son couteau-lime dont le tranchant mousse, suffisant pour opérer la division du contour aponévrotique de l'ouverture, ne pouvait effectuer aucune lésion dangereuse. Dans la suite, on se servit d'un simple bistouri boutonné qui, graduellement perfectionné, a enfin reçu de notre respectable maître M. le professeur Dubois, la forme la plus convenable. Ce bistouri, dit de Cowper, parce que effectivement M. Astley Cowper en a le premier publié la description et la figure dans son ouvrage sur les hernies, est un long couteau falciforme dont le tranchant concave ne coupe réellement que dans une longueur d'environ trois lignes, à peu de distance de sa pointe, terminée en un petit bouton olivaire.

Cette petite portion suffit pour opérer le débridément, tandis que le reste du bord concave et tout-à-fait mousse peut être porté sans crainte au milieu des viscères formant la hernie. Un cas récer.t m'a fourni l'occasion de constater l'excellence du bistouri herniaire ; madame V... me fit appeler, au mois de février 1824, pour la secourir dans un cas de hernie crurale étranglée et irréductible. La tumeur, peu volumineuse, était comme ensevelie dans la graisse. Il fallut en inciser l'épaisseur d'environ deux pouces et demi pour arriver au sac herniaire dans lequel une anse intestinale était renfermée. Sans le bistouri falciforme il eût été comme impossible d'opérer le débridement sans danger, dans le fond d'une plaie moins longue que profonde, sorte de puits dans lequel il me fut très facile de conduire le bistouri et d'opérer le débridement.

Bien que la plupart des chirurgiens aient adopté le bistouri herniaire dit de Cowper, nous ne pouvons taire que l'un de nos collègues se refusant à cet assentiment unanime, et pensant sans doute que pour devenir fameux il suffit de tourner le dos à la multitude, a fait construire un bistouri tranchant sur sa convexité, instrument dangereux, connu par la funeste méprise à laquelle il a manqué devoir une déplorable célébrité (1).

L'agrandissement de l'ouverture herniaire obtenu par le débridement n'est point le résultat d'une véritable incision, et l'on doit bien se garder de faire agir le bistouri herniaire de manière à obtenir une division étendue. A peine son tranchant, posé sur un point de l'anneau inguinal ou de l'arcade cru-

____

(1) L'un de nos jeunes chirurgiens les plus distingués, M. J. C., pratiquant l'opération de la hernie dans un concours public, parmi plusieurs bistouris herniaires et falciformes, saisit sans y prendre garde le bistouri à tranchant convexe, et, s'en servant à la manière du bistouri de Cowper, courut le risque de s'estropier.

rale, a-t-il divisé quelques fibres de l'aponévrose, tendue comme la corde d'une arbalète,
que le tissu fibreux s'éraille et se déchire comme
le ferait une toile sous les doigts de la lingère.
La division commencée par le tranchant du
bistouri s'achève en quelque façon d'elle-
même, à raison de l'état de tension dans lequel se trouve le contour aponévrotique de
l'ouverture. Or, comme les artères voisines ne
partagent point cet état, elles roulent et s'éloignent, évitant ainsi la solution de continuité,
comme elles ont échappé au tranchant du couteau employé à diviser les premières fibres de
l'aponévrose tendue et tiraillée par le fait de
l'étranglement. Voilà pourquoi l'hémorragie
est un accident si rare à la suite de l'opération de la hernie crurale pratiquée sur l'homme,
malgré le voisinage de l'artère spermatique.
D'après la situation des vaisseaux, cet accident
serait en quelque sorte inévitable, et l'on par-
tagerait sur ce sujet l'opinion de Scarpa et ses
craintes exagérées, si l'expérience n'établissait
la rareté de l'hémorragie, qu'explique parfaitement d'ailleurs la structure et la condition
différente des tissus. On peut affirmer qu'il n'y

aura jamais d'hémorragie dans l'opération de
la hernie crurale pratiquée sur l'homme, si
l'on n'a pas l'imprudence d'inciser pour le débridement comme s'il s'agissait d'ouvrir un
abcès.

§ XIV.

FISTULE A L'ANUS.

C'est autant, peut-être, à l'habitude de la
station verticale et de l'attitude assise, qu'à la
disposition anatomique et à la structure de la
région inférieure du tronc, que l'homme doit
d'être sujet à une multitude de maladies dont
le siége existe aux environs de l'extrémité inférieure du rectum. Parmi ces maladies l'une
des plus fréquentes est la fistule à l'anus, lésion locale trop souvent dépendante d'une affection pulmonaire. On y remédie à l'aide
d'une opération de chirurgie dans laquelle on
réunit, par un procédé quelconque, le trajet
fistuleux au canal de l'intestin. Cette opération est arrivée de nos jours à un tel point
de perfection et de simplicité, qu'on aurait
lieu de s'étonner de l'importance que nos de-

vanciers lui accordèrent, et de l'effroi qu'elle cause encore aux malades, s'il n'était également facile d'en trouver l'explication.

Long-temps on pensa que l'orifice interne des fistules stercorales pouvait exister à une hauteur considérable, dépasser la portée du doigt indicateur où même s'élever à cinq ou six pouces au-delà de l'anus. Tous les efforts tentés, tous les instrumens imaginés pour y parvenir étaient la conséquence nécessaire de cette fausse idée ; elle leur servait à la fois de motif et d'excuse. Les recherches multipliées et les travaux assidus de notre collègue M. Ribes, ayant démontré sans réplique que l'orifice interne n'existe jamais à plus de deux pouces des tégumens, et que plus souvent il est de huit à douze lignes de l'anus, tous les instrumens inventés pour arriver plus loin deviennent superflus, j'ai presque dit ridicules ; et la Thérapeutique des fistules à l'anus se trouve ramenée à cette heureuse simplicité, caractère du vrai dans les arts utiles comme elle l'est du beau dans les arts agréables. Une simple sonde cannelée, flexible, servant de conducteur au bistouri ordinaire, suffit à cette opération, pour laquelle tant de procédés furent imaginés : réduite à une incision qui divise toutes les parties comprises entre le trajet fistuleux et le rectum par l'orifice duquel la sonde, introduite dans la fistule, est facilement ramenée, l'opération de la fistule à l'anus est devenue l'une des plus aisées de la Chirurgie. Les recherches d'anatomie pathologique ayant établi la situation véritable de l'orifice interne, le raisonnement est venu confirmer les résultats de l'observation et démontrer que non-seulement les choses sont ainsi, mais encore qu'il est difficile qu'elles soient autrement. En effet, si l'on fait attention à l'épaisseur de la couche graisseuse dont le bas du rectum est environné, et dans laquelle son extrémité est comme plongée, on s'aperçoit qu'elle n'a pas plus de deux pouces d'épaisseur chez les personnes les plus grasses. Il faudrait donc que le rectum fût percé dans cette portion que le péritoine environne (ce qui n'arrive jamais) pour que l'orifice interne de la fistule existât à une hauteur que le doigt ne pourrait atteindre. C'est le plus souvent à l'endroit où finit le sphincter de l'anus, immé-

diatement au-dessus de son bord supérieur,
qu'existe l'orifice interne qu'allaient chercher
si haut tous les inventeurs d'instrumens pour
l'opération de la fistule à l'anus. C'est pour
atteindre à cette portée que Desault renou-
velait l'usage du gorgeret de Marchettis, ou
en imaginait de plus compliqués pour exécuter le procédé défectueux de la ligature;
tels, par exemple, sa pince et son gorgeret à
repoussoir. Vainement Sabatier enseignait et
prouvait, par l'expérience, qu'une simple
sonde cannelée flexible suffisait pour l'opération de la fistule. Pratiquant son art dans
un hôpital éloigné du centre de la capitale,
ennemi modeste de tout charlatanisme, sa voix
fut à peine entendue, tandis qu'entouré d'un
nombreux auditoire, Desault, placé sur un
théâtre plus favorable, répandait ses erreurs
sur la foule abusée; erreurs déplorables qui
ont survécu à leur auteur et dont nous avons
été nous-mêmes trop long-temps la dupe et
l'écho. Toutefois Sabatier admettant que l'orifice interne du trajet fistuleux pouvait exister
au-dessus de la portée du doigt indicateur,
il était permis de croire que des instrumens

spéciaux pouvaient, au moins dans certains cas, être utiles. Il était réservé à l'un de ses élèves les plus chers et les plus distingués, M. Ribes, d'en démontrer la parfaite inutilité par la simple détermination de la hauteur à laquelle se rencontre l'orifice interne.

Quoique simple, facile et souvent efficace, l'opération de la fistule n'est pas toujours suivie de la guérison des malades. Deux causes générales expliquent ces défauts de succès. La première est le résultat d'une disposition interne, d'une lésion organique des poumons, dont l'apparition d'un abcès au fondement, l'établissement d'une fistule aux environs de l'anus, ou le défaut de cicatrisation de la plaie résultante de l'incision de cette fistule, est assez souvent la première annonce. La seconde est le défaut de pansemens méthodiques. La nature des soins qu'exige une fistule à l'anus opérée par incision, pour arriver promptement à une guérison complète, est aujourd'hui parfaitement déterminée et hors de toute contestation. Tout le monde convient que l'introduction d'une mèche de charpie entre les lèvres de la plaie, est utile non-seule-

ment durant les premiers jours qui suivent
l'opération, pour exciter dans les bords une inflammation suffisante, mais surtout afin d'empêcher que la réunion de la plaie se fasse du
côté du rectum avant d'être achevée du côté
de la fistule, auquel cas l'opération serait inutile. C'est dans ce but surtout qu'il est utile
de maintenir une mèche de charpie dans la
plaie résultante de l'opération de la fistule à
l'anus, et d'en diminuer graduellement la
grosseur, en sorte que les bords se réunissent
d'abord du côté du trajet fistuleux et que la
cicatrice s'achève du côté du rectum.

§ XV.

RÉTRÉCISSEMENS DE L'URÈTRE.

Il ne suffisait point d'avoir constaté, à l'aide
de l'observation et du raisonnement, que le
plus grand nombre de rétentions d'urine dépend du rétrécissement du canal de l'urètre,
par l'épaississement de la membrane muqueuse
dont son intérieur est revêtu, épaississement
qui lui-même est l'effet des inflammations

chroniques et répétées de cette membrane. De quelque importance que puissent être les notions pathologiques relatives à cet objet, il est plus important encore de déterminer quelle est la méthode préférable dans le traitement d'une maladie si fréquente et si fàcheuse. En cette matière, les progrès récens consistent moins dans l'invention de moyens nouveaux que dans l'application plus rationnelle ou plus précise des moyens connus, et dans la fixation plus exacte des cas où telle ou telle méthode est particulièrement convenable. A l'époque où les bougies et les sondes dites de gomme élastique furent inventées, Desault proclama leur supériorité sur tous les moyens employés jusqu'alors, prononça qu'il était impossible d'en trouver de mieux appropriés au traitement des rétrécissemens de l'urètre, et les fit exclusivement adopter. Mais bientôt l'expérience fit découvrir de graves inconvéniens dans l'usage des sondes de gomme élastique; comme elles n'agissent que mécaniquement et par compression, à la manière de tous les corps dilatans, leur emploi laisse les malades exposés à des récidives en quelque sorte inévitables.

Leur présence habituelle dans l'urètre et dans la vessie, bientôt incommode, devient à la longue insupportable; enfin l'écoulement muqueux, l'état fébrile, le catarrhe vésical ou même la mort par la perforation des parois de la vessie, que perce à la longue l'extrémité de la sonde la plus obtuse agissant toujours contre le même point des parois d'une poche irritable et contractile, tels sont les résultats très communs de l'usage des sondes de gomme élastique, effets fâcheux dont la réalité et la fréquence ne sauraient être révoquées en doute par les partisans les plus déclarés de ce moyen. On revenait donc peu à peu, et par degrés, à l'emploi des bougies emplastiques, qui, vers le milieu du dix-huitième siècle, jouissaient d'une faveur exclusive, et avaient procuré au chirurgien Daran un renom populaire joint à une immense fortune. Comme celle des sondes élastiques, l'action des bougies emplastiques est toute mécanique; mais la dilatation qu'elles effectuent est plus graduée, plus douce, et n'expose point au déchirement du canal et à la formation des fausses routes. Déjà flexibles et molles, elles sont ramollies et rendues plus souples encore par la chaleur du lieu dans lequel elles sont introduites ; en cet état, elles s'insinuent dans la portion rétrécie de l'urètre en se moulant en quelque sorte sur elle, de manière qu'avec le temps on vient à bout de franchir, par leur moyen, les obstacles les plus considérables. Toutefois la lenteur du traitement en a fait négliger l'emploi à plusieurs chirurgiens, et surtout en éloigne la plupart des malades, partisans aveugles des méthodes les plus expéditives.

Sous ce point de vue, aucune n'est plus susceptible de procurer un prompt succès et de satisfaire le désir, et, pour ainsi dire, l'impatience qu'ont la plupart des malades d'une guérison rapide, que l'emploi des caustiques. Ce moyen de détruire l'obstacle à la libre émission des urines, a été mis fort anciennement en usage ; abandonné et repris plusieurs fois, parce qu'à ses avantages se joint une foule de difficultés, d'inconvéniens et de dangers, il n'a jamais été tout-à-fait abandonné en Angleterre. Le porte-caustique de Hunter, les bougies de Home, sur l'extrémité desquelles est implanté et comme enté un mor-

ceau de pierre infernale, étaient employés par
quelques-uns de nos confrères comme bien
préférables aux anciennes bougies cathérétiques, qui brûlaient tout l'intérieur du canal,
lorsqu'il ne s'agit que de cautériser le lieu
même du rétrécissement. Leurs succès mêlés
de revers ne pouvaient triompher de la répugnance qu'on avait pour les caustiques;
aucun chirurgien n'ignorait cependant que
Henri IV avait guéri d'un rétrécissement de
l'urètre au moyen de l'application du caustique,
quoique faite suivant un procédé défectueux.
L'avantage de faire revivre les caustiques,
comme méthode générale de traitement, était
réservé à l'un des nombreux élèves sortis de la
Faculté de Médecine de Paris, élève dont les
talens et le mérite précoce justifient assez la
célébrité de cette école, et l'excellence de son
enseignement. M. le docteur Ducamp, c'est le
nom de ce jeune médecin, frappé dans ses
débuts par une mort prématurée, M. Ducamp
pensa qu'il éviterait la plupart des inconvéniens attachés à l'emploi du caustique, s'il trouvait un moyen de le porter sûrement contre
l'obstacle et de le faire agir uniquement sur le

point rétréci. Dans cette vue, il imagina d'explorer le rétrécissement et d'en prendre l'empreinte en portant jusqu'à lui une bougie chargée d'une substance emplastique molle et capable de se mouler en s'insinuant dans les moindres vides. Cette manœuvre exploratrice est sans contredit la partie la plus recommandable, la plus nouvelle (C) et la plus ingénieuse du procédé. Le porte-caustique ne mérite pas les mêmes éloges. C'est une sorte de stylet cannelé qui conduit jusqu'à l'obstacle à la faveur d'une canule droite, agit latéralement et ne peut se diriger sur le reste de la circonférence de l'urètre qu'autant que le chirurgien le fait tourner sur lui-même en le roulant doucement entre ses doigts. Comme il importe surtout d'agir en ligne directe contre l'obstacle, et que c'est sur l'axe même du canal qu'il faut diriger l'action principale du caustique, pour éviter autant que possible la perforation de ses parois, plusieurs praticiens, en adoptant le procédé de Ducamp, ont substitué les bougies de Home à son porte-caustique. La perforation latérale des parois de l'urètre est effectivement l'accident le plus redoutable dans

l'emploi de la méthode que nous examinons.
Cet accident est presque inévitable lorsque le
rétrécissement existe dans la partie membra-
neuse, endroit où les parois de l'urètre ont si
peu d'épaisseur. Un peu moins avant, de graves
hémorragies peuvent résulter de la cautérisation du bulbe. Il n'est guère que la partie
spongieuse du canal aux rétrécissemens de laquelle le caustique puisse s'appliquer utile-
ment ; et cette judicieuse détermination des
cas dans lesquels l'application de ce moyen
peut être renouvelée avec avantage, n'est pas
le résultat le moins intéressant des recherches
de l'un de nos collègues, M. le docteur Aumont, chirurgien en chef de l'hôpital de la
maison militaire du Roi. Espérons que la lecture du travail qu'il prépare sur ce sujet,
rendra les hommes qui se disputent, dans les
journaux, la succession du docteur Ducamp,
plus circonspects dans l'emploi de son procédé, et que les abcès urineux, suite trop
fréquente des traitemens par le caustique, deviendront chaque jour moins communs.

Ainsi limité à la guérison des rétrécissemens
de la partie antérieure de l'urètre, le caustique

sera employé concurremment avec les bougies emplastiques, plus généralement applicables à la cure des rétrécissemens de toute espèce, et avec les sondes de gomme élastique,
exclusivement convenables dans les cas où il
s'agit de procurer l'oblitération d'une fistule
urinaire provenant de la perforation de l'u-
rètre.

§ XVI.

CALCULS URINAIRES, LITHONTRIPTIQUES, LITHOTOMIE.

S'il était vrai que le cinquième à peine des
malades soumis à l'opération de la taille, suc-
combe aux suites prochaines ou éloignées de
cette opération, tous les essais entrepris dans le
dessein de la perfectionner ou de la rendre inutile seraient accueillis du public avec moins de
faveur et présenteraient moins d'importance.
Malheureusement, si l'on fait abstraction de
la taille des femmes, qui n'est point comparable à la lithotomie pratiquée sur l'homme,
et lors même que l'on compte les enfans au-

dessous de sept ans dans ce calcul, les proportions sont bien moins favorables ; à peine
guérit-on la moitié des calculeux soumis à
l'opération. Si l'évaluation ne porte que sur
les adultes et sur les vieillards, les chances du
succès deviennent encore moins nombreuses.
Enfin, si le calcul ne s'applique qu'aux opérations de tel hôpital placé, il est vrai, dans
des conditions tout-à-fait défavorables sous le
rapport de la salubrité, il est de notoriété publique que le nombre des calculeux guéris y est
à celui des calculeux opérés dans le rapport d'un
cinquième. Ne soyons donc point surpris des
efforts en tout genre tentés par nos contemporains comme par nos devanciers pour rendre
la lithotomie inutile ou moins dangereuse.
Nous parlerons d'abord des moyens récemment
imaginés pour y suppléer, puis nous ferons
connaître les nouvelles méthodes proposées
pour sa meilleure exécution.

On conçoit que, plus exposée aux concrétions
urinaires qu'aucune autre espèce animale (car
ses urines contiennent une espèce particulière
d'acide éminemment concrescible), l'espèce
humaine se soit, de tout temps, livrée à la

recherche des moyens capables de les dissoudre. Malgré tous les efforts de l'esprit humain,
appliqué depuis plusieurs siècles à ce genre de
travaux, on n'a pu jusqu'ici parvenir à la découverte d'un véritable lithontriptique. Vainement la connaissance plus exacte de la composition chimique des calculs vésicaux a-t-elle
conduit les chimistes à imaginer des dissol-
vans appropriés à leurs diverses espèces. Les
menstrues acides ou alkalins à l'aide desquels
MM. Fourcroy et Vauquelin ont proposé de
les dissoudre, ne peuvent exercer cette action, car elle exige un certain laps de temps;
et comme les urines affluent incessamment
par les orifices des uretères, elles se mêlent
nécessairement à la liqueur lithontriptique,
dont elles affaiblissent et bientôt neutralisent
tout-à-fait la vertu dissolvante.

Réfléchissant sur la nature des causes qui
rendent inefficaces ou dangereux les lithontriptiques fournis par la Chimie, l'un de nos
collègues, M. Jules Cloquet, a conçu l'heureuse idée de leur substituer des fondans qui
agissent seulement en vertu de leurs propriétés physiques, et a reconnu que l'eau dis-

tillée était sans contredit le meilleur. Dépourvue en effet de toute qualité irritante et capable
d'offenser la vessie urinaire, l'eau distillée,
lorsqu'on porte sa température à 31 degrés,
thermomètre de Réaumur, agit à la longue
sur les calculs les plus durs, quelle que soit
leur composition et vient à bout d'en effriter
ou d'en déliter la surface; en sorte qu'il n'est
aucun corps qui ne finisse par céder à l'action
de ce dissolvant véritablement universel.

Pour l'introduire dans la vessie en quantité,
et l'y faire séjourner une durée de temps suffisante, notre collègue a imaginé un appareil ingénieux, lequel se compose d'une sonde à double courant semblable à celle qui se trouve décrite dans la *Statique des végétaux*, sonde dans
un des conduits de laquelle descend le liquide
venant d'un réservoir élevé où il est maintenu
à une température toujours égale. De cette manière l'eau pénètre dans la vessie, puis en sort,
effectuant ainsi une sorte d'irrigation au moyen
de laquelle le calcul est comme baigné dans les
flots d'un liquide abondant et complètement
inoffensif. On conçoit que plusieurs tonnes
d'eau tiède peuvent traverser la vessie sans fa-

tigue pour le malade soumis chaque jour, durant quelques heures, à ce genre de traitement.
De longs tubes de gomme élastique, adaptés
aux deux pavillons de la sonde à double courant, servent à conduire le liquide qui entre et
qui sort de la vessie, le malade étant couché
dans son lit dont les couvertures sont à peine
soulevées. Chacun peut voir cet appareil, toujours en activité depuis plusieurs années à
l'une des extrémités de la grande salle de chirurgie de l'hôpital Saint-Louis, où l'on a obtenu, par son emploi, sinon la dissolution des
calculs, but principal de l'inventeur, d'autres
résultats également avantageux. On peut dire
que, semblable aux alchimistes, qui, en s'efforçant de trouver la pierre philosophale,
firent un grand nombre de découvertes pré-
cieuses, notre confrère s'est trouvé conduit,
par la recherche d'un lithontriptique, à l'invention d'un procédé plus efficace que tous
ceux connus jusqu'ici pour traiter et guérir
les irritations chroniques ou catarrhes de la
vessie. Un assez grand nombre de maladies de
cette espèce ont été tantôt soulagées et quelquefois guéries par l'irrigation continuée plu-

sieurs semaines ou même plusieurs mois, à
l'aide de l'appareil que nous venons-de décrire.

Considérée comme lithontriptique, l'eau distillée agit, il est vrai, avec une extrême lenteur, mais avec une parfaite innocuité, bien
différente sous ce rapport des menstrues aci-
dules ou des lessives alcalines à l'aide desquelles
MM. Fourcroy et Vauquelin ont proposé de
dissoudre les calculs, et qui, quelque faibles
qu'on les suppose, sont moins capables d'entamer la pierre que d'enflammer les parois du
réservoir. L'eau distillée ne peut, dans aucun
cas, ajouter au volume du calcul et favoriser son accroissement, comme le ferait une
solution de potasse injectée pour dissoudre
un calcul formé d'acide urique en rencontrant
un calcul d'une autre composition; or, il est,
comme on sait, impossible d'avoir autre chose
que des présomptions sur la nature chimique
d'un calcul encore renfermé dans la vessie. L'examen de l'urine des calculeux, l'analyse des
graviers et des petites pierres rendues avant ou
depuis les symptômes indiquant la présence
du calcul dans la vessie, le genre de résistance
et de bruit au moment de l'exploration, con-

nue sous le nom de cathétérisme, etc., etc., ne peuvent fournir que de faibles probabilités. L'eau distillée doit agir avec une lenteur excessive, et c'est là sans doute l'inconvénient capital.

La dissolution des calculs serait-elle plus rapide sous l'influence d'un double courant électrique que MM. Prevost et Dumas, habiles expérimentateurs de Genève, proposent de diriger dans la vessie au moyen d'une sonde à double courant, en gomme élastique, et de deux fils métalliques conducteurs? A la première annonce de cette idée d'employer à la dissolution des calculs urinaires la plus grande puissance, l'agent le plus énergique dont il est permis à l'homme de disposer pour la décomposition des corps, nous embrassâmes avec avidité l'espoir d'un succès probable, espoir bientôt déçu par l'expérience, et que le seul raisonnement suffirait pour affaiblir. Plusieurs mois, en effet, seraient nécessaires pour dissoudre un calcul d'un certain volume; or les organes supporteraient-ils sans dommage, soit la fréquente introduction de l'appareil, soit cette électrisation prolongée?

Pour arriver aux calculs urinaires renfermés dans la vessie de l'homme, les chirurgiens ont, jusqu'à ce moment, suivi trois directions. Si l'on néglige, en effet, d'assez légères différences, on voit que les lithotomistes ont successivement pratiqué une incision transversale, puis verticale, et enfin oblique, par rapport au col de la vessie, et que, de nos jours, on dispute encore pour savoir suivant laquelle de ces trois lignes il est le plus avantageux de faire l'incision. On pratiquait exclusivement l'opération de la taille selon la méthode oblique ou latéralisée, et, d'accord, soit sur la direction qu'il fallait suivre, soit sur les parties qu'on devait inciser pour parvenir au siége du calcul, les chirurgiens de notre âge différaient seulement entre eux par l'instrument dont ils faisaient usage pour entamer le col de la vessie, ceux-ci se servant du gorgeret, ceux-là du lithotome caché, tandis que les autres s'en tenaient au bistouri ordinaire ou diversement modifié, lorsqu'en 1805, MM. Chaussier et Ribes, dans une thèse présentée par M. Morland, à l'École de Médecine de Paris, le 13 thermidor an 13, proposèrent de revenir à l'incision transversale en faisant voir qu'en cela consistait véritablement la méthode de Celse, mieux expliquée ou mieux comprise. Profitant de ce travail, M. le professeur Béclard (1) revint sur les avantages de la méthode de Celse, qu'il a depuis pratiquée avec un plein succès sous le nom de taille bilatérale (D).

Tel était parmi nous l'état de l'art sur ce point, lorsque tout récemment l'un de nos confrères, célèbre par plus d'une invention du même genre, a découvert de nouveau la taille transversale, et, profitant de sa situation à la tête d'un grand hôpital, l'a mise en pratique avec des succès variés. Comme l'ont très bien vu MM. Ribes et Chaussier, l'ancienne méthode de retirer les calculs de la vessie au moyen d'une incision à peu près transversale faite *sans conducteur*, n'a besoin peut-être que de cette seule addition pour reparaître avec avantage. Exclusivement pratiquée, sous le nom de méthode de Celse, jusqu'au seizième

---

(1) 1813. Thèse inaugurale.

6..

siècle, elle fut remplacée pendant environ deux
cents ans par le grand appareil qu'inventa Marianus Sanctus, méthode elle-même mise en
oubli par l'adoption générale de la taille latéralisée dont frère Jacques fut l'inventeur,
et que les travaux d'une foule de chirurgiens
ont successivement perfectionnée.

Comme la taille transversale ou de Celse,
la taille verticale ou de Marianus Sanctus a été
reproduite dans une thèse inaugurale présentée en 1818 à la Faculté de Médecine de
Páris, par M. le docteur Sanson, avec cette
différence que l'incision de l'urètre est prolongée jusqu'à la vessie, non-seulement au
risque d'intéresser le rectum, mais encore avec
l'intention bien décidée d'inciser la paroi antérieure de cet intestin.

Si l'on réduit cette sorte d'extension du grand
appareil à ce qu'elle a de réellement utile et de
praticable, on voit qu'au lieu de dilater ou
plutôt de dilacérer le col de la vessie et la
partie de l'urètre la plus voisine de cet organe,
comme le faisait Marianus Sanctus, on les incise
en même temps que le prostate, en se contentant d'effleurer la partie antérieure des sphinc-

ters de l'anus, sous peine d'exposer le malade
à des fistules urinaires incurables et tôt ou tard
mortelles. Je sais bien qu'on n'a pas craint
d'exhorter les opérateurs à fendre sans hésiter
soit le rectum, soit le bas fond de la vessie,
de manière à établir entre eux une large communication et de voir les matières fécales se
mêler et passer librement de l'un dans l'autre ;
mais il est également et fort heureusement
certain que de semblables préceptes ne furent
jamais mis en pratique. Restreinte à la simple
incision des parties que les lithotomistes du
seizième et du dix-septième siècle se con-
tentaient de dilater, cette méthode, adoptée avec empressement par quelques chirurgiens d'Italie, à la tête desquels il faut nommer
M. Vacca Berlinghieri, a eu peu de succès parmi
nous ; les malades qui n'ont point succombé
aux suites de l'opération ont conservé des fistules urinaires que n'ont pu guérir ni l'usage des
sondes, ni la cautérisation répétée, ni les autres
moyens employés contre ces sortes de fistules.
Quelques guérisons ont été, dit-on, obtenues
hors de la capitale ; de nombreux succès ont
couronné les efforts des chirurgiens d'Italie :

peu confians dans ces cures lointaines, nous pensons néanmoins que, réduite à la simple incision de l'urètre et de la portion du col de la vessie qu'embrasse la prostate, cette méthode peut réussir dans les cas surtout où la partie antérieure de l'anus se trouve à peine entamée, comme il arrive dans l'extraction des calculs d'un petit volume, tels que le sont pour la plupart ceux des enfans. Remarquons à cette occasion que c'est toujours sur des calculeux de cet âge que s'exercent les inventeurs ou les exécuteurs d'une nouvelle méthode ou d'un nouveau procédé pour l'opération de la taille, bien certains que le succès du mode opératoire le plus vicieux leur est comme assuré ou du moins promis par les chances favorables de la lithotomie pratiquée à cette époque de la vie; elle réussissait sur les enfans, exécutée selon la méthode transversale ou de Celse, au hasard et sans l'aide d'un conducteur, par des hommes étrangers à l'anatomie. Pourvu de cet utile secours, guidé par la connaissance des parties incisées, pourquoi n'aurait-on pas aujourd'hui plus de succès que n'en obtenaient nos prédécesseurs, bornés à cette seule méthode jusqu'à l'invention du grand appareil, c'est-à-dire durant les temps antérieurs au seizième siècle de notre ère?

C'est ce qu'ont pensé avec raison MM. Chaussier et Ribes, lorsqu'en 1805 ils publièrent, dans une dissertation inaugurale, publiquement soutenue devant l'illustre Faculté de Médecine de Paris, le résultat de leurs travaux et de leurs recherches sur la méthode de Celse et les perfectionnemens dont elle est susceptible.

Le malade étant placé et assujetti à peu près comme dans la méthode latérale, et le cathéter introduit, MM. Chaussier et Ribes appuyant les trois grands doigts de la main gauche sur l'anus pour le déprimer du côté du coccix, prenaient un scalpel à long manche, tranchant sur sa convexité, en portaient la pointe sur le côté droit du périnée, environ à dix lignes du raphé et seulement à six lignes au-dessus de l'anus, puis incisaient transversalement, et, parvenus au côté gauche du raphé, prolongeaient l'incision un peu obliquement et la dirigeaient ainsi du côté de l'ischion, afin de lui donner la forme d'un croissant, comme Celse le demande et l'exprime d'une façon assez claire pour qu'on ait lieu d'être surpris que ses traducteurs, jusqu'à M. Chaussier, l'aient aussi mal interprété : *Incidi juxta anum cutis plaga lunata usque ad cervicem vesicæ debet, cornibus ad coxas spectantibus paulùm*, dit Celse, et l'on ne sait pourquoi ses traducteurs expliquaient par le mot *cuisse* le terme *coxas*, qui, d'après de graves autorités, indique manifestement l'os coxal et spécialement cette partie connue sous le nom d'ischion, sur laquelle repose le poids du corps dans l'attitude assise. La première incision rendue plus profonde, on reconnaît et l'on incise l'urètre, puis l'on divise de chaque côté la prostate et le col de la vessie, soit en la coupant successivement à droite et à gauche, soit à l'aide du lithotome caché et à double lame comme celui de Fleurant, plus anciennement décrit et gravé dans Franco. Qui pourrait croire qu'après une description si exacte et si complète même dans l'abrégé que nous en donnons, un chirurgien ait, tout à l'heure, donné comme sienne cette explication de la méthode de Celse, et montré aux ignorans ainsi qu'aux habiles le lithotome à double lame comme un instrument de son invention ?

Sans doute dans cet espace étroit, borné sur les côtés par les tubérosités sciatiques, et qui d'avant en arrière s'étend de la partie inférieure de la symphise du pubis à la pointe du coccix, champ limité dans lequel ne peut s'égarer l'imagination même la plus vagabonde, une incision transversale conduit à la vessie aussi sûrement que l'incision verticale ou que l'incision oblique, sans avoir sur ces dernières aucun avantage, pas même celui d'éviter d'une manière plus sûre l'incision des canaux éjaculateurs. Mais il s'agit moins d'établir s'il est possible de tailler selon la méthode de Celse, et de retirer un calcul de la vessie à l'aide d'une incision transversale, chose dont personne n'a jamais douté, que de décider si l'on obtient plus de succès en adoptant ce procédé qu'en pratiquant l'incision oblique connue sous le nom de taille latérale ou latéralisée, méthode inventée par le frère Jacques, et perfectionnée par les travaux successifs d'un si grand nombre de chirurgiens habiles, depuis la fin du dix-septième siècle jusqu'à nos jours. Ici nous sommes forcés d'invoquer l'expérience, cet arbitre suprême des méthodes, dont il est souvent si difficile d'interpréter les arrêts. Suivait-il la méthode de Celse, cet habile lithotomiste, ce célèbre Raw, si heureux dans sa pratique, si l'on doit ajouter foi à des traditions évidemment exagérées et mensongères? *Celsum legitote :* lisez Celse, répondait-il toujours à ceux qui s'enquéraient curieusement de sa manière d'opérer dont il fit toujours un secret. Quoi qu'il en soit, sans avoir taillé quinze cents calculeux sans en perdre un seul, comme on l'a raconté du chirurgien hollandais, Cheselden, Lecat, le frère Cosme, Pouteau et plusieurs autres chirurgiens habiles dont les travaux ont, dans le cours du siècle dernier, conduit la taille oblique ou latérale à un degré si voisin de la perfection, ne perdaient pas plus du vingtième de leurs malades, proportion bien faible si on la compare aux résultats de la pratique actuelle. L'un de nos maîtres, M. Boyer, a jusqu'à un certain point réuni les avantages de l'incision transversale à ceux de la taille latérale en se servant du lithotome caché de la manière que voici. Avant d'ouvrir l'instrument introduit dans la vessie, il en tourne le tranchant à gauche de manière à couper transversalement le col de cet organe ainsi que la prostate; puis il laisse rentrer la lame dans la gaîne, et retire l'instrument suivant la direction oblique de l'incision primitive. La plupart des chirurgiens français se sont empressés d'adopter cette modification, dans laquelle nous trouvons le double avantage d'inciser largement le col de la vessie de manière à rendre le chargement et l'extraction du calcul beaucoup plus facile, sans courir le risque d'intéresser le rectum et les vaisseaux en portant trop loin l'agrandissement de la plaie extérieure. Celle-ci est presque toujours suffisante, et se prête, sans tiraillemens et sans violence, à l'extraction des calculs les plus volumineux. C'est effectivement pour les faire sortir de la vessie qu'on est obligé aux plus grands efforts et qu'on occasionne le plus de douleurs. Le procédé le plus certain pour éviter celles-ci est donc d'inciser largement le col de la vessie; et si l'on craignait d'atteindre l'artère honteuse en portant trop loin le tranchant du lithotome transversalement dirigé en dehors, il n'y aurait nul inconvénient à laisser rentrer la lame de l'instrument dans sa gaîne, et à tourner celle-ci de gauche à droite pour effectuer transversalement l'incision du côté droit du col de la vessie et de la prostate dont il est environné.

L'auteur de cet ouvrage a usé de cet expédient avec un plein succès dans un cas où se présentait à extraire une pierre très volumineuse. Elle fut retirée du premier coup, bien qu'elle pesât plus de trois onces. On ne se laissera point arrêter par l'idée qu'il convient de donner, autant que possible, la même direction à l'incision interne et à la plaie extérieure. Les tissus divisés, puis comprimés par l'introduction des tenettes employées à l'extraction des calculs, cèdent et s'affaissent, en sorte que tout le trajet de la plaie est bientôt ramené à une même direction; cet effet de l'emploi des instrumens destinés à l'extraction des calculs, joint à ceux qui résultent de l'élasticité des tissus, est tel que bien souvent la plaie extérieure présente très peu de différences à la suite de la taille pratiquée suivant des méthodes tout-à-fait diverses.

L'opération de la taille au-dessous du pubis est donc arrivée à un point de perfection qu'il est difficile de dépasser, et l'on ne peut guère aujourd'hui que comparer les résultats obtenus par les méthodes connues et décrites ; parallèle difficile, car il faudrait que toutes les circonstances fussent exactement les mêmes pour les malades qui serviraient à l'établir. Or, il est presque impossible qu'ils se trouvent dans des conditions tout-à-fait semblables sous le rapport de l'âge de l'individu, du volume de la pierre, de l'ancienneté de la maladie, et par rapport à une multitude d'autres termes de comparaison dont la diversité doit influer puissamment sur la solution du problème.

Toutefois l'importance des organes qu'on incise dans l'opération de la taille, la vive sensibilité dont ils jouissent, en feront toujours l'une des opérations les plus difficiles, l'une des plus graves de la chirurgie, en sorte que, tout en s'efforçant de diminuer les chances de la mortalité, il sera toujours impossible qu'elle ne soit fatale à un certain nombre des personnes qui s'y soumettent.

Cette considération des douleurs qu'elle cause, et des dangers qui l'accompagnent, a de

tout temps porté les médecins et les malades
eux-mêmes à la recherche d'un moyen mécanique propre à la rendre inutile. Dès la plus
haute antiquité, comme on peut le lire dans
Prosper Alpin, les Egyptiens savaient, à l'aide
d'un chalumeau de bois ou d'ivoire, insuf-
fler la vessie et l'urètre de manière à dilater
celui-ci et à retirer, par cette voie, des calculs vésicaux assez volumineux. A leur exemple, un colonel anglais, du nom de Martin,
employé dans l'Inde, tourmenté par les douleurs de la pierre, imagina de faire construire
un gros stylet d'acier, courbé en manière
d'algalie, de pratiquer sur sa convexité une
lime bien trempée, puis la faisant parvenir
dans la vessie, à la faveur d'une sonde de
gomme élastique à laquelle il servait de man-
drin, et passant et repassant sans cesse sur la
pierre, il finit par la réduire en poudre, comme
l'atteste le docteur Scott de Bombay qui publia
ce fait curieux dans le *Journal de l'Institution
royale*. Le professeur Monro, d'Édimbourg,
montre dans ses leçons l'instrument dont le colonel s'est servi, et, de plus, il en existe un dessin
à la suite de la traduction qu'a faite en français

M, Rifaut, de l'*Histoire chimique des calculs*, par le docteur Marcet. En 1813, un médecin bavarois, le docteur Gruithuisen, fit imprimer dans la *Gazette allemande* de Saltzbourg, an 1813, ses vues sur la destruction des calculs urinaires formés dans la vessie humaine, sans avoir recours à l'opération de la taille ; là se trouve la description et la figure d'instrumens lithontripteurs dont M. Gruithuisen paraît n'avoir point fait usage. Quatre ou cinq ans après, en 1817, trois élèves de l'école de Médecine de Paris, MM. Amussat, Civiale et Leroy, et un docteur de l'école de Montpellier, M. Fournier de Lempde, imaginèrent presque en même temps des instrumens analogues, sans qu'aucun d'eux, bien certainement, connût la gazette de Saltzbourg, où se trouvait consigné le travail du docteur Gruithuisen ; et c'est une chose bien remarquable qu'à peu près à la même époque plusieurs médecins aient travaillé sur l'ancienne idée de détruire les calculs urinaires dans la vessie elle-même pour en retirer les débris par le canal de l'urètre. L'un d'eux, M. le docteur Civiale, a, sur ses confrères, le grand avantage d'avoir le premier appliqué à l'homme vivant les instrumens lithontripteurs, et d'avoir opéré, par leur emploi, un grand nombre de guérisons authentiquement constatées.

Le traitement commence par la dilatation de l'urètre portée au point que ce canal admette aisément une canule ou sonde droite de la grosseur du petit doigt; au moyen de cette sonde, M. Civiale conduit dans la vessie une pince à trois branches, lesquelles s'écartant par l'effet de leur élasticité, saisissent le calcul, le serrent et le maintiennent immobile; alors, à l'aide d'une espèce de foret placé dans le centre de la pince à trois branches, véritable tarière le plus souvent figurée comme une couronne de trépan, on perfore le calcul en divers sens, et, revenant sur cette opération à plusieurs reprises, on parvient enfin à détruire la concrétion, qui sort tantôt en fragmens plus ou moins nombreux, et quelquefois sous forme de sédiment ou de bouillie plus ou moins épaisse à raison de son mélange avec les urines. Cette sorte d'usure s'effectue sans violence; le stilet perforateur est garni, à son extrémité non armée, d'une poulie semblable

au tour des horlogers et tourne avec autant de
douceur que de vitesse par le moyen d'un long
archet. Un bruit tantôt sourd et tantôt éclatant selon l'espèce du calcul, mais toujours
distinct, annonce son broiement aussitôt que
le mouvement de rotation est imprimé au
perforateur. La forme de l'extrémité vraiment
agissante n'est pas invariable; en effet le perforateur se termine tantôt par un petit bouton de lime en forme de fraise, tantôt par
une scie circulaire, et d'autres fois par un simple poinçon triangulaire, selon la grosseur et
la nature présumée du calcul.

Une trentaine de calculeux ont été traités
et, pour la plupart, guéris par M. le docteur
Civiale, suivant le procédé que l'on vient de
décrire. Plusieurs médecins de la capitale, et
l'auteur de ce discours, ont été témoins que
dans une, pour quelques cas favorables, le
plus souvent en deux ou trois et quelquefois
cinq à six séances d'une demi-heure environ
de durée, des calculs assez volumineux ont été
détruits et retirés de la vessie, réduits en
parcelles, tantôt entraînés par les urines, et
d'autres fois à la faveur d'une injection d'eau

tiède, si complétement, que l'exploration la
plus attentive du réservoir n'a pu faire reconnaître le moindre fragment de la pierre.
Avouons toutefois que le système lithontrip-
teur n'est point applicable à tous les cas de concrétions urinaires renfermées dans la vessie.
D'abord, la dilatation préalable de l'urètre est
très difficile et comme impossible chez quel-
-ques individus sur qui ce canal est naturellement ou accidentellement très étroit; cependant en se servant, comme le fait M. le docteur
Civiale, de bougies de cordes à boyau, d'abord
très fines et dont on augmente progressivement la grosseur, on vient à bout d'effectuer
l'élargissement suffisant du conduit. La chose
est plus difficile chez les enfans, et fort heureusement c'est sur les malades de cet âge
que l'opération de la taille est de l'exécution
la plus aisée et réussit le plus généralement.
Quelques adultes n'ont pu supporter la dilatation de l'urètre portée au point nécessaire.
La méthode du docteur Civiale ne peut d'ailleurs être appliquée aux concrétions volumi-
neuses, par l'impossibilité de les saisir et de
les faire entrer dans l'écartement des trois

branches élastiques de la pince. L'ulcération des parois de la vessie contr'indique l'emploi des instrumens lithontripteurs, mais il est également contraire au succès des instrumens cystotomiques. Enfin, et cette dernière objection est la plus forte, un ou plusieurs fragmens du calcul broyé dans la vessie peuvent facilement échapper, et, restés dans un coin de la poche, devenir les noyaux de pierres nouvelles.

En résumé, bien que certains cas se refusent à l'emploi des instrumens lithontripteurs du docteur Civiale, ce médecin ne mérite pas moins les plus grands éloges. En effet sa méthode, appliquée aux calculs de la vessie, commençans et encore peu volumineux, deviendra d'un usage d'autant plus général et d'autant plus efficace que, rassurés contre la crainte de la mort, les malades s'y soumettront sans répugnance, de bonne heure et aussitôt qu'ils soupçonneront l'existence de la maladie, et par conséquent avant que les parois de la vessie soient profondément altérés ou que le calcul ait acquis un volume trop considérable.

Terminons ce long article consacré à l'histoire des progrès récens de la Thérapeutique chirurgicale, dans le traitement des calculs vésicaux, par quelques réflexions nécessaires. On a pu voir avec quelle activité l'heureuse industrie des chirurgiens français s'était exercée dans la recherche des moyens propres soit à dissoudre les pierres urinaires, soit à les retirer de la vessie préliminairement incisée, soit enfin à les briser dans l'intérieur de ce réservoir, puis à les extraire par fragmens au travers de l'urètre dilaté. Comme nous avons eu soin de l'indiquer, la nouveauté se trouve rarement jointe à l'utilité : remèdes lithontriptiques, procédés lithontripteurs, instrumens et méthodes cystotomiques, tout avait été proposé à des époques plus ou moins éloignées ; et pour peu qu'on y réfléchisse, on comprendra sans peine que dans les essais tentés pour satisfaire à une indication positive, dans ces efforts nombreux et louables pour atteindre un but exactement déterminé, il était impossible de ne pas tomber dans des routes déjà frayées de manière à inventer une seconde fois des méthodes curatives dont on avait non-seulement entrevu, mais clairement exposé tous les avantages. Comme nous allons le voir, néanmoins, tous nos compatriotes n'ont point été plagiaires sans le savoir, et par conséquent ne peuvent prétendre à être jugés avec la même indulgence. La sonde à double courant, à la faveur de laquelle il est facile de faire passer, au travers de la vessie, une énorme quantité de liquides capables de dissoudre lentement les calculs, la sonde à double courant se trouve décrite par Étienne Hales, dans un ouvrage contenant un grand nombre d'expériences et d'observations sur les moyens de dissoudre la pierre. Ce livre, publié à Londres en 1740, était bien certainement inconnu à notre habile et savant collègue M. le docteur Jules Cloquet, bien qu'il ait été traduit dans le tome II d'un recueil d'expériences sur la pierre, imprimé à Paris en 1743. MM. Prévost et Dumas, de Genève, ignoraient sans doute que non-seulement le docteur Mauduit, dans ses Mémoires sur l'application de l'électricité au traitement des maladies, avait parlé de sa vertu lithontriptique, mais qu'encore M. le docteur Gruithuisen, membre de l'Académie des sciences de

Munich, avait publiquement annoncé, il y a
plus de dix ans, que l'on parviendrait à dissoudre un calcul urinaire dans la vessie en y employant une pile de Volta formée de six cents
disques. Le même médecin bavarois a, comme
nous l'avons vu, l'antériorité sur notre confrère M. le docteur Civiale, qui, de son côté,
a le mérite et l'avantage d'avoir mis à exécution un projet dont il ignorait l'existence.

L'éloignement des temps et des lieux, la
différence des idiomes expliquent suffisamment
ces rencontres et ces ressemblances dans des
travaux dirigés vers le même but, et qui ont
des hommes également éclairés pour auteurs.
En est-il de même d'une méthode, nouvelle
dit-on, de pratiquer l'opération de la taille, méthode qui fit le sujet d'un mémoire *ex professo*,
lu dans votre séance du mois d'août 1824.
Chacun de nous connaissait les essais tentés
sur le cadavre, par l'un de nos plus estimables
collègues, M. le docteur Ribes, d'après une
interprétation nouvelle proposée il y a vingt ans
par M. le professeur Chaussier, essais et traduction rapportés avec détail dans une thèse
publiquement discutée en 1805 (13 thermidor

an 13), devant l'École de Médecine de Paris,
par M. Pierre Morland de Dijon (1). Un autre
de nos collègues, M. le professeur Béclard,
avait profité de ce travail dans sa dissertation
inaugurale présentée en 1813, et, depuis cette
époque, avait plusieurs fois pratiqué la taille
transversale, qu'il appelle bilatérale, sur le
vivant et sur le cadavre, lorsque M. Dupuytren, ignorant, s'il faut l'en croire, tant de
travaux publiquement exécutés durant dix-
huit années dans une école dont il fait partie,
a composé sur ce sujet un mémoire académique
dans lequel il n'a pas craint de se donner pour le
premier opérateur qui, de nos jours, ait bien
compris le passage de Celse et taillé suivant sa
méthode. Tant de confiance excita parmi vous
un étonnement que ne diminua point la con-
fession humble et tardive d'un plagiat invo-
lontaire. Cependant, le lendemain même,
tous les journaux politiques de la capitale publièrent l'annonce de notre assentiment et de

____

(1) Collection in-4° des Thèses de la Faculté de
Médecine de Paris, an 13, n° 5o8.

l'admiration dont nous avait transportés une découverte aussi importante. Profitant des avantages de sa situation, l'auteur du mémoire a pratiqué depuis la taille transversale sur plusieurs malades, reçus à l'Hôtel-Dieu, avec des succès variés, et chacun de nous a pu lire, dans la gazette, que d'augustes personnes ayant visité cet asile de la douleur, la nouveauté des instrumens et de la méthode avait fait briller dans tout son éclat le génie de l'inventeur. Qu'au dix-neuvième siècle, qu'un grand poète, lord Byron, a caractérisé avec autant de vérité que d'énergie en l'appelant le siècle de l'hypocrisie et du mensonge, le peuple et les grands, la cour et la ville, éprouvent de semblables déceptions, rien de plus naturel et de plus ordinaire. C'est aux corps savans, sous peine de tomber dans un juste mépris, à protester de toutes leurs forces, au nom de la vérité méconnue, et de réduire à leur juste valeur les suffrages d'une multitude abusée. Son ignorance explique et légitime en quelque sorte l'empire qu'obtinrent de tout temps sur elle les charlatans de toute espèce.

§ XVII.

CURE RADICALE DE L'HYDROCÈLE.

Bien que l'on sût depuis long-temps que, pour obtenir la guérison radicale de l'hydrocèle, il faut nécessairement déterminer l'adhérence mutuelle du testicule et de la tunique vaginale, et détruire en quelque manière le champ de la maladie, beaucoup d'incertitudes régnaient encore relativement au meilleur procédé à suivre pour remplir cette indication. La méthode des injections a enfin obtenu la préférence, et son adoption est surtout devenue générale et comme exclusive depuis qu'on connaît mieux ce qui se passe à la suite de l'inflammation de la tunique vaginale déterminée par l'injection d'un liquide irritant. L'adhésion des surfaces contiguës n'est point immédiate : durant les deux ou trois premiers jours qui suivent l'injection, un nouvel épanchement se forme dans la poche séreuse, différent de l'épanchement primitif en ce qu'à la place d'une sérosité limpide et comme inerte, les surfaces irritées exsudent une lymphe albumineuse et lactescente au sein de laquelle des flocons se concrètent, puis, graduellement condensés par l'absorption des parties les plus ténues du liquide, forment une couenne qui passe par degré à l'état d'organisation, et réunit enfin les surfaces entre lesquelles elle a été déposée.

L'étude approfondie du mécanisme par lequel la nature effectue la réunion des surfaces irritées, à la suite de l'opération de l'hydrocèle par injection, présente le plus vif intérêt. En suivant avec attention la série des phénomènes, on voit le liquide, nouveau produit de l'irritation et spontanément concrescible, passer à l'état de solide, celui-ci s'élever par degrés à la condition de corps organisé et vivant, en sorte que la matière subit évidemment une suite de transformations et de métamorphoses. Dans les premiers temps de ma pratique (1800), la formation évidente et rapide d'un nouvel épanchement, à la suite de l'opération de l'hydrocèle par injection, me faisait craindre la récidive de la maladie, dont la guérison, selon les idées du temps, devait résulter du gonflement inflammatoire de la tunique vaginale et du testicule; mais bientôt rassuré par l'expérience, et voyant que cet épanchement nouveau disparaissait par degrés à mesure que se dissipait l'inflammation à laquelle il devait sa naissance, je découvris par le raisonnement ce que l'autopsie ne tarda point à confirmer, savoir que l'adhérence respective des surfaces n'était point *immédiate*, mais s'opérait à la faveur d'une couenne albumineuse interposée.

Maintenant, de quelle manière cette albumine, solidifiée par concrétion, passe-t-elle à l'état d'organisation et de vie? quelle succession de changemens a lieu dans son intérieur? C'est ce qu'ont appris des observations récentes. Des *vacuoles* s'établissent dans la substance solidifiée, se disposant régulièrement les unes à la suite des autres, comme on voit, à la surface du lait en ébullition, les bulles d'air qui se dégagent et surnagent, se disposer en lignes symétriques; bientôt ces aréoles s'ouvrent les unes dans les autres, et, à la faveur de ces communications établies entre elles, constituent des vaisseaux qui d'abord ne sont pas sans quelque analogie avec l'artère dorsale de certains insectes. Une espèce de sys-

tème vasculaire, propre à la membrane de nouvelle formation, s'organise dans son épaisseur,
il se compose d'un vaisseau principal et comme
central des extrémités duquel partent des divisions, qui, de chaque côté, se dirigent vers
chacune des deux surfaces que doit unir le
nouveau tissu. Ce vaisseau, que l'on peut injecter dans l'épaisseur de certaines brides
membraneuses formées dans l'abdomen, res-
semble au système de la veine porte ventrale;
car, comme lui, il figure un arbre dont les
branches se dirigent vers l'une, tandis que ses
racines se portent vers l'autre des deux surfaces et finissent par s'identifier avec les tissus
primitifs lorsque, à la faveur de divisions et de
subdivisions multipliées, elles sont enfin ré-
duites de chaque côté à l'état capillaire. C'est
suivant ce mécanisme, toujours le même et
toujours admirable, que se forment, s'orga-
nisent et passent à l'état de vie les fausses membranes qui font adhérer les surfaces contiguës
des tissus séreux affectés d'un certain degré
d'irritation.

L'observation attentive des changemens successifs qu'éprouve le tissu nouveau pour arriver

de l'état fluide à celui de solide vivant présente donc la matière d'abord inerte, acqué-
rant graduellement toutes les conditions de la
vie. A une simple sérosité l'irritation substitue
une lymphe plastique et spontanément concrescible; bientôt l'organisation s'établit dans
cette substance solidifiée, d'abord aréolaire
puis vasculaire, en sorte que le procédé de la
vie s'y accomplit enfin suivant le même mode
que dans l'organisation primitive. Ce fut en
réfléchissant, dit-on, à la chute d'une pomme
que l'immortel Newton découvrit le mécanisme
de l'univers. Les lois primordiales de l'organisation et de la vie dériveront un jour, peut-
être, du fait de l'organisation des tissus nouveaux, étudié dans toutes ses circonstances.

Déjà les notions acquises sont suffisantes
pour motiver la préférence généralement ac-
cordée au procédé des injections dans la cure
radicale de l'hydrocèle. Aucun autre procédé
n'est comparable à celui-ci sous le rapport de
l'efficacité, aucun n'est d'une exécution plus
facile et moins douloureuse. La première idée
de cette méthode curative de l'hydrocèle nous
vint de ce pays où rien ne gêne l'industrie hu-

maine dans son libre essor ; contrée dont les habitans, sous un climat peu favorable, sont doués, peut-être, d'un goût moins délicat, de sensations moins vives, d'une imagination moins ardente que ceux d'autres régions plus rapprochées de l'équateur, mais possèdent et cultivent de préférence les plus nobles facultés de notre être ; peuple éminemment raisonnable, chez lequel les sensations, la mémoire et l'imagination elle-même sont toujours dominées et comme gouvernées par un jugement sûr et par une raison supérieure (F). Est-il besoin de dire ici que je veux parler de l'Angleterre ?

Je te salue, terre classique de la liberté, des sciences et de la philosophie ; patrie des Harvey, des Locke et des Newton ; toi qui, jadis, au milieu de l'Europe prosternée devant les volontés absolues et le bon plaisir de ses souverains, offris, la première, l'imposant spectacle d'un pacte juré entre le monarque et son peuple, et qui, depuis cette heureuse époque, placée à la tête des nations policées, les précèdes dans la carrière de la civilisation et dans toutes les routes qui conduisent à l'amélioration progressive de notre espèce : tant de fois injuriée par des bouches serviles et des plumes vénales, reçois avec faveur l'hommage d'un homme libre et désintéressé !

§ .XVIII.

ANÉVRISMES.

Née, dans le cours du dix-huitième siècle, d'un concours fortuit de circonstances favorables, l'Académie royale de Chirurgie éleva la chirurgie française au-dessus de celle des autres peuples ; malgré le mérite incontestable de ses travaux, la chirurgie anglaise se trouva dépassée : mais tandis que la France, devenue la proie d'un soldat, s'épuisait pour imposer au reste de l'Europe les fers dont elle était enchaînée, nous avons vu les chirurgiens anglais s'illustrer par leurs découvertes dans l'art de lier les vaisseaux, et, se relevant noblement de leur infériorité relative, changer entièrement la face de cette partie importante de la thérapeutique chirurgicale. Grâce à leur heureuse audace, plusieurs artères qui, par leur situation, semblaient inaccessibles à nos instrumens, ont été mises à découvert et liées avec succès. Par eux a été simplifiée l'opération de l'anévrisme, et détruit le préjugé qui si long-temps enchaîna nos efforts, je veux dire le timide précepte de ne jamais entreprendre une opération hémostatique sans avoir, au préalable, suspendu le cours du sang dans l'artère lésée. Veut-on savoir comment les plus grosses artères, les plus voisines du cœur, les artères cachées dans la profondeur des cavités ou situées au milieu de parties qu'il serait dangereux d'intéresser, les carotides primitives, les iliaques et les souclavières, ont pu être mises à découvert, puis liées sans péril comme sans crainte? Après avoir incisé sur le trajet du vaisseau dont il se propose de faire la ligature, parvenu à la gaîne celluleuse qui l'environne et l'unit aux parties voisines, l'opérateur abandonne son bistouri, puis, avec l'indicateur et un stylet mousse, isole l'artère des nerfs et de la veine qui marchent à ses côtés, de manière à ce que, complètement séparée, elle puisse être soulevée sur une sonde cannelée flexible que l'on passe au-dessous

d'elle. La cannelure de la sonde sert alors à
conduire un stylet d'argent percé en aiguille à
l'une de ses extrémités et traînant après soi un
fil que l'on passe autour de l'artère dont on
fait la ligature, en se servant d'un instrument
mousse et complètement inoffensif, car il est
sans tranchant et sans pointe. C'est ainsi qu'après
l'avoir lentement et complètement isolée à l'aide
d'une dissection à la fois patiente et prudente,
bien assurés de n'embrasser que l'artère, les
chirurgiens de nos jours pratiquent, avec une
entière sécurité, la ligature d'un vaisseau profondément situé, et dans lequel il est impossible de suspendre le cours du sang pendant
la durée de l'opération.

Si l'art de lier les artères est arrivé à ce degré de simplicité et de hardiesse exempte de
danger, c'est aux travaux de nos voisins d'ou-
tre-mer que nous en sommes principalement
redevables. Il s'est en même temps enrichi d'une
foule de découvertes et de procédés dont nous
allons faire l'énumération succincte.

Les communications entre les diverses branches de l'arbre artériel sont tellement multipliées, et de nos jours si bien connues, qu'on

ne craint plus d'intercepter le cours du sang dans un tronc principal; les ressources de la nature pour continuer la circulation par le moyen des anastomoses, sont infinies, et lorsque la gangrène s'est manifestée à la suite de la ligature d'une grosse artère, cet accident dépendait de toute autre cause.

Aussi, non-seulement regarde-t-on comme possible et a-t-on pratiqué la ligature de l'aorte elle-même, mais encore se prive-t-on, sans hésiter, de la ressource des collatérales jadis réputée si précieuse. C'est ainsi que, dans la ligature de l'artère fémorale, on aime mieux placer le fil au-dessus de la naissance de l'artère musculaire profonde, que d'étreindre le vaisseau principal immédiatement au-dessous de cette origine; car le courant sanguin étant maintenu par la conservation d'une bouche aussi considérable, l'impulsion du liquide venant du côté du cœur menace à chaque instant de rompre la cicatrice si même elle n'en empêche la formation. Le plus grand nombre des hémorragies consécutives à l'opération de l'anévrisme, ne reconnaissaient pas d'autre cause.

On ne dispute plus pour savoir s'il vaut
mieux lier une artère affectée d'anévrisme, dans
un point éloigné de la tumeur, et sans toucher
à cette dernière, que d'inciser le sac ou de
lier le vaisseau au-dessus et au-dessous. La
méthode de Hunter a tout-à-fait remplacé,
comme méthode générale, celle que nous ap-
pelions ordinaire, et qui ne convient qu'à un
très petit nombre de cas d'exception. Une justice rigoureuse veut que cette manière de procéder retienne le nom du célèbre chirurgien
qui le premier l'a employée, car il n'y a aucune parité entre lier une artère au voisinage et tout à côté de la tumeur sans l'ouvrir,
comme l'ont fait Anel et Desault, et placer
une ligature au loin sur une partie d'artère parfaitement saine et facile à mettre en évidence.

Un fil unique suffit à l'opération, car des
ligatures d'attente seraient inutiles, les artères
enflammées éprouvant une altération qui ra-
mollit leurs parois épaissies au point que leur
tissu devenu comme caséeux ne peut, sans
se rompre, supporter la constriction la plus
légère. Cette altération de texture qu'éprouvent les artères malades, et qui rend leurs

parois incapables de subir sans déchirement l'effet des ligatures, est ce qui a surtout assuré le triomphe de la méthode dite de Hunter sur celle qui consistait à ouvrir le sac anévrismal et à lier l'artère malade au-dessus et au-dessous. Outre l'avantage d'une exécution incomparablement plus prompte et plus facile, la méthode de Hunter offre celui de poser la seule ligature par laquelle on embrasse le vaisseau sur une partie tout-à-fait saine, condition favorable que l'on n'obtenait point en suivant le procédé des Arabes, renouvelé par quelques modernes.

Le fil dont le vaisseau est environné rompant d'abord ses tuniques interne et moyenne, toute interposition d'un corps étranger nuirait à l'effet désiré en déterminant une constriction inégale sur les divers points de la circonférence du tube artériel, serrement inégal qui suffirait à la rupture des tuniques de l'artère dans le point sur lequel le fil agit immédiatement, tandis qu'il ne l'opérerait pas dans l'endroit correspondant au corps interposé. Cependant notre collègue, M. le professeur Roux, a réussi, dans près de vingt cas de ligatures de la fémorale , en employant le procédé de Scarpa , et en interposant comme lui un morceau d'emplâtre roulé entre l'artère et la ligature. Que conclure de ces résultats en apparence contradictoires, sinon que les tuniques interne et moyenne des artères sont très facilement divisibles, et qu'on les met dans les conditions nécessaires à la réunion immédiate, soit en les étreignant avec un simple fil, appliqué et agissant sur toute la circonférence du vaisseau, soit en plaçant sur lui un corps étranger et en se servant d'un ruban aplati, peu différent en réalité d'une ligature mince et arrondie, car, roulé sur lui-même au moment où on le serre, ce ruban n'agit comme elle que sur un seul point de la circonférence des parois du vaisseau?

De nouvelles lumières ont été acquises concernant l'anévrisme variqueux, ce singulier accident des plaies artérielles, décrit pour la première fois par John Hunter, vers le milieu du siècle dernier. Toutefois nous n'adopterons point la distinction puérile que Hodgson a voulu récemment établir entre l'anévrisme variqueux et la varice anévrismale, selon que la

veine dans laquelle a lieu le passage du sang
artériel se trouvant à une petite distance du
vaisseau blessé ou lui adhérant intimement, la
transfusion du liquide est médiate ou immédiate. L'anévrisme variqueux était regardé
comme une maladie plus curieuse que redoutable, et semblait n'exiger aucun remède,
lorsqu'un cas très remarquable de cette espèce
de maladie s'est offert à l'attention des chirurgiens et a changé entièrement leurs idées touchant la gravité de l'anévrisme variqueux et
les moyens curatifs dont il peut exiger l'emploi. Nous croyons devoir tracer cette observation avec des détails que ne semble point
comporter la nature de ce discours; car outre
son importance, qui seule suffirait pour nous
justifier, on la trouve rapportée d'une manière incomplète ou infidèle dans plus d'un
ouvrage. Et qu'il nous soit permis, à cette
occasion, de vouer au mépris public tous ces
livres écrits de mauvaise foi, dans lesquels
continuateurs, éditeurs, annotateurs, com-
mentateurs, troupeau servile écrivant sous une
influence étrangère et coupable, dénaturent
et falsifient des ouvrages estimés; charlatans

dangereux auxquels ne suffit point la génération contemporaine, et qui tentent de tromper
les races à venir en mêlant leurs poisons aux
sucs les plus salutaires !

Un jeune négociant de Sedan, M. F..., se
fit une blessure à la partie moyenne et interne
du bras : le tamponnement suffit pour arrêter
l'effusion du sang, bien qu'elle fût abondante,
la plaie se cicatrisa ; cependant les veines du
membre gonflèrent, tous les symptômes de
l'anévrisme variqueux devinrent observables,
et surtout le bruissement particulier à cette
espèce de maladie. Quoiqu'il se servît sans
douleur du membre affaibli, la crainte que la
faiblesse n'allât en augmentant, ou que d'autres
symptômes ne survinssent, engagea le malade à se rendre à Paris, où, deux ans après
sa blessure, M. Dupuytren lia l'artère brachiale au-dessus de la cicatrice. Cette opération fut bientôt suivie de l'engourdissement
du membre, qui devint froid et insensible ; la
main et les doigts se fléchirent sur l'avant-bras
atrophié. M. F..., ainsi mutilé, éprouvait,
dans toute la partie inférieure, un sentiment
de froid et de pesanteur douloureuse tellement

incommode qu'il se décida à subir l'amputation du bras, que je pratiquai au mois de juin 1820, huit ans après l'accident primitif et six ans après la ligature de l'artère. Après l'amputation, dont les suites furent heureuses et qui n'offrit rien de particulier sinon l'extrême dilatation des artérioles, qui, au nombre de dix à douze, fournissaient à la partie de l'artère placée au-dessous de la ligature, une quantité de sang au moins égale à celle qui coulait dans le tronc principal avant que celui-ci fût oblitéré, après l'opération, dis-je, le bras amputé fut examiné avec soin, et je fus aidé, dans cette dissection, par M. le docteur Jules Cloquet. Une large communication était établie entre la veine et l'artère brachiale, plus de deux pouces au-dessous de l'endroit sur lequel on avait posé la ligature ; en sorte qu'à la faveur de cette ouverture, assez large pour admettre le doigt indicateur, le sang devait passer de l'artère dans la veine adossée avec une telle facilité que son retour avait lieu, et qu'il n'en arrivait plus à la partie inférieure du membre une quantité suffisante pour y maintenir la chaleur et la vie. Le passage ne

devait point être aussi facile dans les cas observés jusqu'à ce jour, et dans lesquels la très
petite blessure des parois artérielles avait été
faite par la pointe acérée d'une lancette ou
de tout autre instrument analogue. Mais ce
qui produisit chez nous un étonnement que
partagèrent plusieurs de nos collègues, professeurs de la Faculté de Médecine de Paris,
auxquels nous montrâmes l'extrémité du membre disséqué, fut une sorte de transformation
des veines du membre en artères, car les parois
de ces veines dilatées étaient épaissies et présen-
taient un tissu jaunâtre, tandis que les artères
rapetissées offraient des parois amincies et
la couleur grisâtre du tissu veineux, sorte
de métamorphose qui met sur la voie de l'influence qu'exercent les liquides sur l'organisation des vaisseaux dans lesquels ils circulent,
influence qui n'est pas moins grande, peut-
être, que celle du solide vivant sur la liqueur
soumise à son action. L'observation précédente a établi démonstrativement, 1° que dans
les cas où l'anévrisme variqueux établit entre
l'artère et la veine une communication trop
large et trop facile, la presque totalité du sang

envoyé à la partie inférieure du membre revient par la veine au lieu de se porter à sa
destination, en sorte que cette partie inférieure
languit et meurt faute de nourriture.

2°. Il faut, par conséquent, dans ce cas,
comme dans toutes les plaies des artères d'un
certain calibre, lier l'artère blessée au-dessus
et au-dessous de la plaie faite à ses parois.

Sous le nom d'anévrisme spongieux ou par
anastomose, on a décrit, dans ces derniers
temps, une nouvelle espèce d'anévrisme,
sorte d'altération organique qui n'est point
nouvelle sans doute, mais dont, jusqu'au commencement du dix-neuvième siècle, on n'a-
vait point étudié la véritable nature, et par
conséquent déterminé la méthode curative.
Pour se former une juste idée de la nature
du dérangement organique dans l'anévrisme
spongieux ou par anastomose (John Bell), il
faut savoir que ces altérations légères de la
peau, si long-temps attribuées aux effets de
l'imagination de la mère, les taches qu'appor-
tent les enfans en venant au monde (*nævi ma-
terni*), en doivent être regardées comme le
rudiment, ou, pour mieux dire, en consti-

tuent le premier degré. Dans cette altération cutanée (*nævus cuticularis*), il y a développement, dilatation des capillaires de la peau dans le point maculé, vive coloration, sensibilité ordinairement plus grande, et vie en quelque manière plus active; une artériole se rend à ce point du tissu cutané, et comme son calibre est souvent doublé, ses battemens, inaperçus dans l'état ordinaire, sont devenus très apparens par le fait de la dilatation et de la maladie. Si, au lieu d'occuper le tissu du derme, le mal s'est développé au-dessous de lui, *nævus subcutaneus* (Vardrop), la masse des capillaires dilatés est plus considérable, la petite tumeur aplatie est mobile entre les muscles et la peau; il n'y a pas encore pulsation, mais vibration dans la partie malade, où l'on sent une sorte de frémissement. L'étendue de la lésion organique est-elle plus grande encore, a-t-elle jeté des racines plus profondes; elle mérite la dénomination de *fungus hæmatodes*, d'anévrisme par anastomose ou spongieux, comme l'a nommé l'auteur de cet ouvrage, dans l'année 1800, plusieurs années par conséquent avant les travaux de John Bell relatifs à cette maladie. Alors, à la place d'un frémissement obscur, la tumeur offre quelquefois une pulsation distincte ; les capillaires, les artères et les veines dilatées et entrelacées forment une masse spongieuse, sorte de tissu érectile analogue au corps caverneux de la verge. Quel que soit le degré de la maladie, qui tend essentiellement à se développer et à s'accroître, la ligature de l'artère principale, l'interception du cours du sang dans le vaisseau par lequel l'affection est comme alimentée, paraît le moyen le plus sûr sinon d'amener l'affaissement du tissu malade, et par suite la disparition de la tumeur obtenue dans un petit nombre de cas, du moins son état rétrograde ou seulement stationnaire. On ne liera point sans doute la carotide primitive pour faire disparaître une tache sanguine au visage, une semblable opération est indiquée seulement dans les cas où l'ablation entière de la partie malade ne serait pas plus simple et plus facile à exécuter.

Nous terminerons cette histoire des progrès récens de la Chirurgie dans la pratique des opérations hémostatiques, par la brève exposition des efforts tentés dans la vue de parvenir à la guérison radicale des varices. On sait que toutes les ressources de la Thérapeutique diététique et pharmaceutique ne peuvent rendre aux veines dilatées le ressort qu'elles ont perdu, et que la Chirurgie seule est habile à procurer tantôt un simple soulagement, par la compression habituelle des vaisseaux variqueux, ou bien une guérison entière en déterminant leur oblitération. C'est de cette manière, c'est en obligeant ainsi le retour du sang à se faire par le système des veines profondes avec lequel les veines superficielles entretiennent de fréquentes anastomoses que, dès la plus haute antiquité, l'art est parvenu à guérir un mal auquel les modernes n'opposent le plus souvent que des palliatifs.

La compression des veines au-dessus de leur dilatation, serait le meilleur moyen d'y suspendre le cours du sang et d'en déterminer de proche en proche la stase et la coagulation, si les communications multipliées des veines souscutanées avec les veines profondes n'entretenaient le mouvement et la fluidité du liquide. C'est ainsi que l'on comprimerait vainement la grande saphène au voisinage du pli de l'aine, ces rameaux anastomotiques y entretiendraient la circulation.

D'ailleurs, quand les malades invoquent les secours de la Chirurgie, l'engorgement œdémateux et inflammatoire du membre se joint le plus souvent à la dilatation des veines, et ne ferait qu'augmenter par l'effet de la compression. Pour échapper à ces inconvéniens, on a proposé de lier la veine principale ; mais cette opération ne faisant point cesser la communication anastomotique, a échoué le plus souvent ; enfin l'extirpation des veines malades, comme la faisaient les anciens, et comme la subit Marius (1), l'extirpation est, à coup sûr,

---

(1) « S'étant mis entre les mains des chirurgiens,
» car il avoit les cuisses et les jambes pleines de grosses
» veines eslargies, et s'en faschant, pour ce que c'estoit
» chose laide à voir, il résolut de se mettre entre les
» mains des médecins pour se faire penser ; li baille
» l'une de ses jambes au chirurgien pour y besogner,
» sans vouloir y estre lié comme on a accoutumé de
» faire en cas semblable, et endura patiemment toutes
» les extrêmes angoisses de douleur qu'il estoit forcé
» qu'il sentisse quand on l'incisoit, sans remuer, gé-

un procédé efficace, mais horriblement douloureux par les dissections auxquelles il oblige.
Depuis long-temps j'y ai substitué, avec un
grand avantage, la simple incision des veines
dilatées. Longuement divisés, les vaisseaux
variqueux sont vidés du sang en partie coagulé qui les remplit; la plaie est pansée à plat,
de la charpie est placée dans l'incision, toujours longue de plusieurs pouces; la suppuration s'établit, les veines incisées s'enflam-
ment et s'effacent sans que l'irritation se propage au loin comme on le voit trop fréquemment à la suite de la ligature ou même d'une
simple piqûre; et les malades guérissent, né
conservant de leur infirmité qu'une cicatrice
linéaire et solide. J'ai montré à l'Académie
une malade traitée et guérie, par le procédé
de l'incision, d'énormes varices de la jambe et

» mir ni soupirer, avec un visage constant et asseuré,
» sans jamais dire un seul mot : mais quant le chirur-
» gien, ayant faict à la première cuisse, voulut aller
» à l'autre, il ne la luy voulut pas bailler, disant : *je*
» *vois que l'amendement ne vaut pas la douleur qu'il*
» *en faust endurer.* »

de la cuisse gauche. La douleur qu'occasionne l'incision des veines variqueuses est moins vive qu'on ne pourrait le craindre. L'un de nos plus illustres collègues, M. le professeur Boyer, cet excellent praticien qui, dans l'exercice de la Chirurgie, joint au talent la probité sans laquelle notre art n'est plus qu'un affreux brigandage, nous disait naguère que la cure palliative des varices, au moyen de la compression qu'exerce un bas de peau de chien ou une guêtre lacée, lui semblait préférable à leur cure radicale achetée par d'atroces douleurs. Cette opinion serait fondée si l'on opérait la destruction des varices par une incision lente et pénible, telle que l'exigerait l'extirpation des veines malades. Mais une simple incision sur le trajet des vaisseaux dilatés, quelle que soit sa longueur, ne produit jamais qu'une souffrance instantanée dont le trait est aussi rapide que celui de la douleur qu'occasionnerait l'incision la moins étendue. Enfin quel malade asservi à de pénibles travaux ne préférerait une méthode de guérison aussi sûre qu'expéditive à la compression habituelle des veines variqueuses, aux inflammations chroniques, ainsi qu'aux ulcérations, qui, si souvent, le forcent d'interrompre ses occupations habituelles?

§ XIX.

THÉRAPEUTIQUE DES FRACTURES.

C'est peut-être dans le traitement des fractures, lésions mécaniques des os dont la cure est principalement chirurgicale, que l'art a éprouvé, de nos jours, les perfectionnemens les plus marqués. Ses progrès ne consistent point dans l'invention de nouveaux instrumens, de nouveaux appareils applicables aux parties fracturées; c'est au contraire pour avoir reconnu l'inutilité et les dangers de ces sortes de moyens, dans le traitement du plus grand nombre des fractures, que la Chirurgie moderne est de beaucoup supérieure à celle du dernier siècle. Si l'on se reporte aux temps qui précédèrent immédiatement la révolution, époque à laquelle florissaient Desault et son école, on voit ce chirurgien célèbre prenant à la lettre les expressions de *charpente osseuse*

par lesquelles les anatomistes ont coutume de
désigner l'assemblage des parties dures, appliquer à leurs lésions le compas et l'équerre,
et, plus artisan qu'artiste, diriger leur traitement d'après les vues mécaniques les plus gros-
sières. Placé à la tête du plus vaste hôpital de
la capitale, devenu pour la première fois le
théâtre d'un enseignement régulier de clinique
chirurgicale, Desault a exercé sur la Chirurgie
française la plus fâcheuse influence ; et l'art en
serait encore à languir ou à s'égarer chaque
jour davantage dans les fausses routes qu'il
avait ouvertes, si nous n'étions enfin parvenus,
avec le secours de l'expérience, à secouer le
joug de son autorité.

Que ne peut le prestige d'un nom fameux,
et dans quelles déplorables erreurs nous entraîne le sentiment d'ailleurs si louable de la
reconnaissance ! Dupe moi-même de cette espèce de fantasmagorie, dans laquelle les causes
de déception vont se multipliant avec le nombre des spectateurs, j'ai long-temps célébré
l'*immortel génie* du chirurgien de l'Hôtel-Dieu,
et proclamé de toutes mes forces ses *admira-*
bles découvertes. Cependant ce grand génie

rapetisse chaque jour, tandis que chaque
jour ajoute à la gloire de l'Académie royale
de Chirurgie, sur les derniers travaux de laquelle les succès de Desault ont jeté tant de dé-
faveur et d'obscurité. Tandis que, trop adroit
pour donner, en écrivant, l'exacte mesure de
sa valeur, Desault entraînait sur ses pas la
foule abusée, et laissait l'enthousiasme aveugle
ou le faux zèle publier de toutes parts ses
succès mensongers, Sabatier, Louis et les autres membres de l'Académie de Chirurgie s'efforçaient, mais en vain, de ramener l'art de
traiter les fractures aux lois de la plus grande
simplicité. Sabatier, surtout, démontrait invinciblement, à l'aide de la raison et de l'expérience, que le repos seul, joint à la situation
convenable du membre malade, suffisait à la
guérison du plus grand nombre des fractures
pour lesquelles Desault imaginait les appareils
les plus compliqués; mais que pouvaient les
efforts de ce savant modeste exerçant son art
dans un hôpital peu fréquenté des élèves, et
placé à l'une des extrémités de la capitale,
dans le centre de laquelle son rival avait élevé
le théâtre de sa renommée! Toutefois la voix

tardive de l'expérience a prononcé, et toute cette mécanique, d'ailleurs ingénieuse, qui paraissait aux hommes les plus distingués, à Bichat entre autres, le dernier effort du génie chirurgical, se trouve maintenant sans emploi.

§ XX.

FRACTURE DE LA CLAVICULE.

D'abord rien ne nous semblait plus admirable que cette sorte de bascule à la faveur de laquelle Desault employant l'humérus comme un levier du premier genre, s'efforçait de ramener en dehors le fragment externe à la suite des fractures de la clavicule. Si, pour obtenir l'effet désiré, on place un gros tampon dans le creux de l'aisselle, quelque forte que soit la pression exercée sur le coude, l'épaule n'est point tirée en dehors de manière à ramener le fragment externe. Pour arriver à ce résultat, il faudrait exercer un effort tel, que le malade entouré des circulaires du bandage, comme de ses bandelettes une momie égyptienne, risquerait de suffoquer. Bientôt, il est vrai, les

bandes se relâchent, et il est possible aux malades de respirer; mais alors l'effet devient nul,
en sorte que le rapport plus ou moins exact
dans lequel se fait la consolidation à la suite
des fractures de la clavicule, dépend plutôt
de la direction de la cassure, de la rupture
plus ou moins complète du périoste, des
muscles et des ligamens, que de l'espèce du
bandage employé. Un poète, Legouvé, se
cassa la clavicule, il y a plus de vingt années;
c'était dans les commencemens de ma pratique : j'appliquai le bandage de Desault et le
maintins durant six semaines, avec toute
l'exactitude imaginable. J'en renouvelais l'application au moins tous les cinq jours; la
guérison eut lieu sans doute, mais le malade
fut six mois à se rétablir de la raideur qu'avait
produite une pression si constante, si exacte
et si prolongée. Ayant eu, depuis lors, des
fractures semblables à traiter sur des femmes
chez lesquelles l'excès d'embonpoint rendait
l'application du bandage de Desault heureusement impossible, je pus me convaincre qu'une
simple écharpe, assurée de manière qu'elle
soutienne le coude et le retienne contre les

parties latérales du tronc, procure une guérison aussi complète. Les malades recouvrent,
en quelques jours, l'usage entier du membre,
qui n'a éprouvé d'autre gêne que celle résultant de l'immobilité. Au lieu du tampon axillaire qui comprime douloureusement le bras
et la poitrine, je me contentai d'une simple
compresse placée sous l'aisselle, dans la vue
d'absorber l'abondante transpiration dont cette
partie est le siége, et d'en prévenir l'excoria-
tion. Ainsi traitées, les fractures de la clavicule guérissent sans qu'il reste des traces de
leur existence appréciables autrement que par
le toucher.

§ XXI.

FRACTURES DU COL DU FÉMUR.

Mais c'est surtout dans le traitement des
fractures du col du fémur que suffisent les
moyens les plus naturels et les plus simples,
tels que le repos et la position convenable du
membre. Dans toutes les solutions de continuité de cette partie du fémur qu'entoure le

ligament capsulaire, la nature a fait, en quelque sorte, les frais de l'appareil contentif.
Pour vaincre la résistance qu'oppose au déplacement cette enveloppe fibreuse si robuste
et si épaisse à sa partie externe, c'est-à-dire,
précisément dans l'endroit du côté duquel le
déplacement tend à s'effectuer, il faudrait des
contractions musculaires que rien ne provoque, ou des mouvemens dont la douleur
force les malades à s'abstenir. Or donc, le col
du fémur étant cassé, l'on place le membre
malade dans la demi-flexion de la cuisse sur
le bassin, et de la jambe sur la cuisse, en assurant cette position au moyen d'un épais
coussin placé sous le jarret, et d'un lacs transversal mis au-devant et autour de la partie
inférieure de la cuisse. Ce lacs, fait avec une
longue nappe ou petit drap plié en plusieurs
doubles de manière à n'avoir plus que quatre à
cinq travers de doigt de largeur, s'attache de
côté et d'autre aux bas côtés du lit; il sert au
besoin à prévenir les mouvemens involontaires
du membre, soit durant la veille, soit pendant
le sommeil. Soixante jours, terme moyen,
suffisent pour obtenir la consolidation. De-

puis Pott, partisan de la demi-flexion des membres dans le traitement de toutes les fractures, on traite ainsi, en Angleterre, les fractures du col du fémur; et de doubles plans inclinés en sens contraire , sont appendus aux portes des hôpitaux de Londres, pour le traitement de ces fractures. La doctrine professée par l'Académie royale de Chirurgie n'en différait guère en réalité. En effet, l'appareil ordinaire des fractures appliqué à la suite des fractures du col du fémur, n'agissant que par compression, se borne à maintenir le membre dans l'état d'immobilité Le repos des parties est d'autant plus parfait que les attelles antérieure et externe prolongées fort haut, ainsi que les paillassons de balle d'avoine placés au-dessous d'elles, encaissent en quelque façon la partie supérieure du membre fracturé et le contiennent le mieux possible dans tous ses mouvemens.

La double traction, exercée en sens contraire, au moyen des bandages dits à extension continuelle, est tout-à-fait nulle; il faudrait un effort intolérable pour que l'effet du tiraillement se fît ressentir jusque dans l'ar-

ticulation coxo-fémorale. Ces essais n'abou-
tissent qu'à fatiguer le coude-pied et le pli
de l'aine, par la compression qu'exercent sur
ces parties les lacs destinés à l'extension et à
la contre-extension. Aussi les traitemens les
plus méthodiques et les plus prolongés entrepris avec le bandage de Desault, pour les fractures du col du fémur, et autres appareils
analogues, construits dans la vue d'exercer
l'extension permanente du membre malade,
c'est-à-dire de continuer l'effort réductif, ne
procureront la guérison qu'avec raccourcissement du membre et déviation du genou et de
la pointe du pied en dehors. Le renversement
n'est que d'environ un demi-pouce, il est facile d'y remédier ; la déviation de la pointe du
pied en dehors est plus apercevable et plus
incommode.

La différence de longueur de l'extrémité
malade, comparée au membre sain, est si peu
de chose qu'il est très facile de la dissimuler.
Cette différence, le plus souvent de sept à
huit lignes, fût-elle de plus d'un pouce,
les deux membres du malade, couché sur un
plan horizontal, paraissent égaux, si l'on

se contente de comparer les deux talons. Le plus léger mouvement de la hanche établit entre eux un parfait niveau. Le bassin semble n'incliner d'aucun côté; il est, en apparence, tout-à-fait horizontal; les épines antérieures et supérieures des os des îles sont placées sur une même ligne exactement horizontale. Ce n'est qu'au moment où le malade se lève et veut marcher qu'une légère claudication trahit le défaut de ces guérisons parfaites, de ces réunions sans difformité.

Élevé dans la croyance d'une guérison possible, exempte de raccourcissement et de claudication, je n'ai abandonné cette doctrine, si obstinément défendue, qu'après m'être bien convaincu que de fausses apparences m'en avaient imposé trop long-temps. La comparaison du membre sain avec le membre fracturé, faite sur le malade encore alité, est la cause de déception contre laquelle il importe de se tenir en garde; car, je le répète, rien de plus facile que de méconnaître ou de dissimuler une différence de quelques lignes. Chacun a pu voir, toutefois, des guérisons de fractures du col du fémur obtenues sans rac-

courcissement ; alors il n'y a pas même renversement ou déviation soit du genou, soit de
la plante du pied en dehors ; ce témoignage
constant, irréfragable et, si je puis ainsi dire
nécessaire de la réalité de la fracture, manque
absolument. Peu importe alors quel bandage,
quel appareil a employé l'*habile* chirurgien,
et dans quelle situation il a placé le membre
malade.

Un même jour de l'été de 1824, deux malades furent admis à l'hôpital Saint-Louis,
ayant chacun une fracture au col du fémur du
côté droit. Ces deux hommes, l'un adulte et
l'autre vieillard, furent placés l'un à côté de
l'autre, et traités le premier par la demi-flexion
et le second par l'appareil ordinaire des fractures de la cuisse, avec cette seule modification que les paillassons ainsi que les attelles
antérieure et externe furent prolongées jusqu'au-dessus du niveau de la crête iliaque.
Les deux appareils furent levés au bout de
soixante jours de repos et d'immobilité. La
consolidation était entière, et, au bout d'une
quinzaine, les deux malades marchaient facilement, le genou et la pointe du pied tournés

en dehors, le membre raccourci d'environ six lignes, et par conséquent atteints d'une claudication légère. A cette occasion, je montrai aux élèves combien il était difficile, pour ne pas dire impossible, de constater un aussi léger raccourcissement sans faire lever et marcher les malades.

La méthode anglaise fut néanmoins jugée préférable à la méthode ordinaire par son extrême simplicité. En l'adoptant on n'est point obligé à l'application et au renouvellement d'un appareil lourd et incommode, surtout dans la saison des chaleurs, et pour les personnes avancées en âge. Enfin, dans l'état de demi-flexion, les malades satisfont avec plus de facilité à leurs besoins naturels. Ce léger raccourcissement du membre avec lequel guérissent toujours les fractures du col du fémur est bien moins désagréable aux malades que la déviation constante de la plante du pied en dehors, et il est bien plus facile d'y remédier en donnant plus d'épaisseur à la semelle de leur chaussure. Pour s'opposer à la rotation du membre en dehors, un chirurgien de Berlin, Mursinna, adoptant la demi-flexion, imagina, vers la fin du siècle dernier, d'attacher ensemble le membre sain et le membre malade demi-fléchis, en les couvrant tous deux d'un bandage roulé, après avoir mis entre eux un long coussin de balle d'avoine dans la vue de prévenir les effets de leur pression mutuelle, surtout douloureuse vers les genoux et les malléoles. Au moyen de cette précaution, que nous a fait connaître M. le docteur Canin, l'un de nos chirurgiens militaires les plus distingués, on s'oppose à la rotation du membre en dehors sans l'empêcher tout-à-fait.

Des efforts si constans, des recherchés si persévérantes pour arriver au meilleur moyen de traiter les fractures du col du fémur auraient quelque chose de puéril, si, comme l'a dit Astley Cowper, dans un ouvrage récent, ces sortes de fractures n'étaient pas susceptibles de consolidation. Comment expliquer une assertion aussi étrange de la part du célèbre chirurgien anglais, qui lit peu, il est vrai, mais a pu voir, dans tous les *museum* anatomiques, des ossuaires tout entiers de fractures du col du fémur bien ou mal consolidées!!!

§ XXII.

FRACTURES DE LA ROTULE.

Lorsque la rotule se casse en travers, direction transversale qu'affectent en général les fractures de cet os, il suffit de disposer obliquement le plan sur lequel le membre malade repose, de telle manière que sa partie la plus élevée réponde au talon. Dans cette situation, la jambe est étendue sur la cuisse, et celle-ci à demi fléchie sur le bassin; le membre entier est soutenu par le plan sur lequel il repose; un lacs transversal, placé au-devant et autour de la partie inférieure de la cuisse, comme dans les fractures du col du fémur traitées par le double plan incliné, le maintient immobile dans cette situation où rien ne provoque les muscles extenseurs de la jambe à se contracter. Lors même qu'ils entreraient en action, comme la position de la jambe est celle-là même qu'ils tendent à lui donner quand ils se contractent, et que, par l'état de relâchement dans lequel ils se trouvent, il y a, en quelque manière, saturation, ils sont incapables de porter plus loin l'extension de la partie. Cette extension est à son maximum ; ils ne peuvent, par conséquent, élever le fragment supérieur de l'os en l'éloignant du fragment inférieur. La résistance du plan de sustentation empêche, ce qui est bien plus à craindre, que la jambe, en venant à se fléchir, n'entraîne ce dernier fragment et n'alonge la substance fibreuse, qui, en s'épaississant, doit établir entre lui et le fragment d'en haut une union solide. Les fractures de la rotule, comme celles du col du fémur, sont donc soumises aux règles de traitemens les plus naturelles et les plus simples, car tout se réduit au repos joint à une situation convenable du membre. Il en est de même des fractures au col de l'humérus.

§ XXIII.

FRACTURE DU COL DE L'HUMÉRUS.

Le procédé de Paul d'Égine, déjà conseillé par Hippocrate, adopté par Ambroise Paré, et suivi par Ledran, est préférable à ceux qu'on a imaginés depuis. Il suffit, pour le perfectionner, qu'on ne se borne pas à fixer le bras contre les parties latérales du tronc servant d'attelle, mais qu'on donne au membre une situation telle qu'elle s'oppose à l'action des causes de déplacement. Le fragment supérieur sur lequel il est impossible d'agir immédiatement, car il n'offre pas de prise, le fragment supérieur est dirigé en dehors par suite du mouvement de rotation que lui font exécuter, sur la cavité glénoïde de l'omoplate, les muscles qui s'attachent à la grosse tubérosité de l'humérus (sus, sous-épineux et petit rond). L'extrémité supérieure du fragment inférieur est au contraire tirée en dedans par les muscles grand dorsal, grand pectoral et grand rond. Si l'on porte le coude en dedans et en avant de manière que la main du côté malade, l'avant-bras étant plus qu'à demi fléchi, s'applique au-devant de l'épaule du côté opposé, le tronc sert d'attelle; l'extrémité supérieure du fragment inférieur, dirigée en arrière et en dehors, se porte, pour ainsi dire, à la rencontre du fragment supérieur. Les muscles mis dans un état de relâchement n'exercent aucune action nuisible; une simple compresse, placée sous l'aisselle, en absorbe les humidités sans exercer la compression douloureuse que produirait l'épais tampon au moyen duquel Desault proposait de faire exécuter au fragment inférieur un mouvement de bascule : quelques tours de bande, dont l'action s'exerce principalement sur le coude, suffisent pour assurer l'immobilité du membre malade dans cette situation favorable, et obtenir une consolidation régulière dans l'espace de vingt-cinq à trente jours.

J'ai obtenu de nombreux succès de cette méthode de traitement, clairement exposée dans une thèse soutenue à la Faculté de Médecine de Paris, au mois d'août 1823. Dans l'argumentation publique à laquelle cette dissertation fut soumise, le chirurgien d'un grand hôpital fut réduit, pour établir l'utilité du coussin auxiliaire, de supposer le cas impossible d'une fracture en long, dans laquelle l'humérus se trouverait fendu longitudinalement dans sa partie supérieure et par son milieu, de telle sorte qu'un fragment se trouverait tiré en dedans par le grand pectoral et par le grand dorsal, tandis que l'autre fragment serait entraîné en dehors par le deltoïde.

Plusieurs fractures, et précisément celles pour lesquelles ont été imaginés les appareils en apparence les plus ingénieux, et certainement les plus compliqués, guérissent donc comme d'elles-mêmes, et sans autres secours que ceux qu'une personne étrangère à l'art pourrait administrer. Si cette erreur dure encore, suivant laquelle d'ignorans renoueurs sont regardés comme plus heureux, dans le traitement des maladies des os, que les chirurgiens les plus éclairés, cela tient à la fois, n'en doutez point, à ce que, d'une part, il leur arrive souvent de traiter des fractures qui n'existent pas, et que d'autres fois ils rencontrent des fractures du col du fémur, de la rotule, etc., n'exigeant d'autres soins que l'immobilité jointe à une situation convenable du membre malade. Malheureusement, pour l'honneur de notre profession, il est des chirurgiens, et des plus renommés, habiles, comme les renoueurs, à traiter des fractures imaginaires et à les guérir en quelques semaines sans qu'il en reste la moindre trace, pas même le plus léger gonflement dans

le lieu où la solution de continuité devait
exister.

§ XXIV.

FRACTURES DE LA JAMBE.

L'appareil suspenseur du docteur Sauter,
sorte de hamac ou d'escarpolette sur laquelle
ce chirurgien allemand propose de placer la
jambe fracturée, sans la fixer solidement, con-
viendrait-il mieux que l'appareil ordinaire?
Le cadre sanglé, en lequel cet appareil consiste, tient par des cordes au ciel du lit, ou
bien au plancher; la jambe reste en l'air et s'y
balance, au risque d'en tomber pendant le
sommeil. La jambe sur laquelle on applique
un appareil ordinaire, composé du bandage
de Scultet, de paillassons et d'attelles, n'est
point dans un état de compression et d'extension fatigante, si l'on a eu le soin, auquel
nous ne manquons jamais, de placer le membre malade sur un large et épais oreiller de
balle d'avoine. En élevant la partie inférieure
du membre, ce plan de sustentation déter-

mine la demi-flexion du genou en même temps que celle de la cuisse sur le bassin. On a innové, avec encore moins de bonheur, dans le traitement des fractures du péroné. L'attelle externe de l'appareil ordinaire des fractures de la jambe se prolongeant au-delà de la plante du pied et au-dessus du genou, soutient le pied et l'empêche d'être entraîné dans l'abduction par les muscles péroniers latéraux. Elle remplace le péroné fracturé et prête momentanément au pied, durant le traitement de la fracture, le soutien qu'il ne reçoit plus de l'os malade. Cependant l'un de nos collègues, M. Dupuytren, a proposé de substituer à cette résistance passive, la traction du pied en dedans, opérée en attachant fortement cette partie à une longue attelle, placée sur un épais coussin, le long de la partie interne du membre. Le pied, entraîné dans l'adduction, se trouve dans un état de violence ou d'effort bien capable d'ajouter au gonflement inflammatoire dont se complique trop souvent la fracture effectuée avec rupture des ligamens. Le conseil d'administration des hôpitaux de Paris, dans le premier volume de son *An-*

nuaire (1), a fait imprimer le volumineux mémoire où se trouve décrit ce nouveau procédé pour traiter les fractures du péroné ; il a fait en même temps graver à grands frais, et dans les plus grandes dimensions, une suite de planches où chacun peut apprendre et voir que la jambe a deux os qui se terminent en bas par deux éminences appelées malléoles !

§ XXV.

PERFECTIONNEMENS ORTHOPÉDIQUES.

Les os auxquels le corps humain doit ses formes et sa stature acquièrent par degrés la dureté qui les caractérise. Long — temps mous, cartilagineux et flexibles, ils deviennent plus solides par suite de la déposition graduée

---

(1) Ce premier volume de l'Annuaire médico-chirurgical des hôpitaux de Paris, n'a point été suivi d'un second volume, bien qu'il renfermât plusieurs travaux intéressans : une dissertation telle que le Mémoire sur le traitement des fractures du péroné suffisait à sa chute.

du phosphate de chaux dans les mailles de
leur tissu; et cette sorte d'incrustation s'opère
et se prolonge jusqu'à l'époque où le corps et
ses diverses parties cessent de croître en longueur (18 à 20 ans dans nos climats). Jusqu'à
ce moment les parties dures acquièrent chaque jour plus de solidité et de consistance;
elles deviennent, par conséquent, chaque
jour plus capables de supporter le poids des
parties et de résister à l'action musculaire, qui
prend toujours en elles son point d'appui. Une
juste proportion est nécessaire entre le poids
du corps, la force des muscles et la solidité
du squelette. Que ce rapport n'existe point
ou soit détruit, les os plient sous le poids du
corps, qu'ils sont incapables de soutenir; les
membres se déforment, courbés en divers sens
par l'action musculaire; la stature baisse, le
tronc se déforme; et comme c'est la colonne
vertébrale qui est chargée du rôle principal
dans le mécanisme de la sustentation, c'est elle
qui subit les déviations les plus remarquables
et d'où naissent les plus grandes difformités.
Elle ne peut se courber en aucun sens que
les hanches, les épaules et la cage osseuse

du thorax ne se contournent à l'avenant, de
manière à ce qu'il en arrive les difformités
les plus désagréables. De semblables déformations réclament les secours de l'art, lors
même qu'elles nuiraient seulement à la beauté
des formes; mais leurs effets ne se bornent point
là. Gênés dans leur développement, plus ou
moins comprimés, les viscères de la poitrine
et de l'abdomen ne remplissent qu'imparfaitement leurs usages, toutes les parties languis-
sent privées de leur influence vivifiante, le
corps entier décroît et tombe dans un marasme le plus souvent mortel. De quelle cause
provient ce vice de nutrition, d'où résultent
de si fâcheuses conséquences? En vertu de
quelle aberration des lois de la sensibilité les
sels terreux qui devraient incruster les os et
leur assurer leur dureté caractéristique, sont-
ils détournés de cette destination et s'échap-
pent-ils par divers émonctoires avant d'avoir
rempli ce but nécessaire? C'est ce qu'il est
impossible de dire à l'époque actuelle, dans
l'ignorance presque complète où nous sommes
encore des lois primordiales de l'organisation
et de la vie. Cet état particulier de nos tissus

et de nos humeurs, sorte de dégénération animale à laquelle on donne le nom d'*écrouelles* et de *rachitis*, existant à divers degrés, produit les déplorables déformations dont nous parlions tout à l'heure; ces vices physiques, effets d'une nutrition languissante, surviennent, le plus ordinairement, chez les femmes aux approches de la puberté, à cette époque où la nature travaille à l'établissement des menstrues, comme si en ce moment, tout entière occupée de son but principal, la conservation des espèces et des fonctions qui en assurent la perpétuité, elle oubliait, en quelque sorte, celles qui ont pour objet la conservation de l'individu. Quoi qu'il en soit, c'est aux approches ou à la suite de l'établissement du flux menstruel que les difformités, plus communes chez la femme que chez l'homme, surviennent le plus fréquemment.

Comme il est impossible de les prévenir, car on ignore la manière d'agir de leurs causes prochaines, la Chirurgie s'attache principalement à combattre les effets de ces causes ignorées, par des moyens mécaniques qui, long-temps grossiers et peu rationnels, ont reçu, de notre temps, les plus heureux perfection-nemens, et sont employés d'après les théories les mieux raisonnées. Le procédé vulgaire, suivant lequel on redresse un jeune arbre qui croît et s'élève dans une direction vicieuse, en l'attachant à un *tuteur*, a fourni la première idée des moyens et des machines propres à remédier aux difformités qui proviennent de la courbure des os. Mais, transporté des végétaux à l'homme, ce moyen avait besoin de subir de nombreuses et d'importantes modifications.

La colonne vertébrale, cette partie fondamentale de l'édifice humain, cette base du squelette, formée d'une suite d'os, long-temps mous et toujours spongieux, est le siége le plus ordinaire des difformités qu'on travaille à corriger par l'emploi des moyens orthopédiques. Comme elle est évidemment incapable de supporter le poids du corps chez certains individus, presque toujours scrofuleux ou rachitiques, ou chez lesquels, par suite d'une élévation trop rapide de la stature au moment de la puberté, les os n'ont point augmenté assez

rapidement en consistance, Levacher imagina
d'abord de placer derrière le tronc une colonne
artificielle, une croix de fer par exemple,
dont la branche verticale descendait de l'occiput au sacrum, tandis que la branche horizontale s'étendait d'une épaule à l'autre. Attaché
à ce levier inflexible, sans doute le tronc
en recevait du soutien, mais c'était un poids
nouveau ajouté à celui dont on voulait soulager la colonne. L'état de station était donc
plus pénible encore pour le malade chargé de
ce poids additionnel, et gêné dans ses mouvemens par les liens nécessaires pour y attacher et y fixer avec solidité la tête, le bassin,
le tronc et les épaules. La première chose à
faire est évidemment de soulager la colonne
vertébrale du poids qu'elle est inhabile à
porter; c'est ce que comprit parfaitement un
médecin suisse, Venel, premier auteur des
lits mécaniques actuellement perfectionnés.
Sa méthode de traitement fut dès-lors établie
et ses moyens thérapeutiques calculés de manière à satisfaire à cette double indication :
débarrasser la colonne vertébrale du poids des
organes, et, pour remédier à la déviation

déjà existante, agir sur elle par une traction
lente et graduée. Un long espace de temps
sera nécessaire pour en opérer le redressement
sans douleur et sans danger pour les malades;
mais l'expérience a démontré combien étaient
vaines les craintes qu'on avait fait concevoir
sur les inconvéniens de cette longue immobilité. Au moyen d'une alimentation suffisante et d'un régime approprié, l'inaction
totale à laquelle sont condamnés les malades,
ne nuit point au complet accomplissement
des phénomènes de nutrition; des jeunes filles
bossues, pâles, maigres et comme décharnées,
recouvrent, en quelques mois, et à mesure
qu'elles se redressent, des forces, des couleurs
et de l'embonpoint, de telle sorte que, par une
véritable métamorphose, elles deviennent en
quelque façon méconnaissables. Débarrassée
du poids qu'elle ne pouvait soutenir, la colonne vertébrale participe à cet effet général;
ses os, dont le tissu se dilate, s'épanouit et
s'incruste en même temps de phosphate de
chaux, élément de leur solidité, deviennent
capables de supporter le poids du corps. Les
os qui forment l'enceinte du bassin et de la

poitrine se redressent à mesure que s'effacent les inclinaisons vicieuses de la colonne, à laquelle ils sont comme attachés, et dont ils suivent en quelque manière toutes les directions; en sorte qu'au bout d'un laps de temps plus ou moins considérable, mais qui n'est jamais moindre de six à huit mois, une jeune personne se lève parfaitement droite du lit sur lequel elle s'était couchée toute contrefaite.

Pour obtenir de pareils résultats, l'on ajoute au repos et à la situation horizontale, selon nous, moyens principaux du traitement, l'extension continuelle du tronc, opérée par le moyen du plan de sustentation ou du lit sur lequel le malade repose. Des ressorts, des poids à bascule, des vis de rappel en bois ou métalliques, placés vers la tête et vers les pieds du lit, entraînent la tête et le bassin des malades dans un sens opposé. Pour que cette action extensive s'exerce sans inconvénient, elle doit être répartie sur de larges surfaces et discontinuée par intervalles. Pour cela tantôt la tête est coiffée d'une sorte de casque en cuir, d'autres fois un épais bourrelet embrasse

l'occiput et l'os maxillaire inférieur, en manière de collier, tandis qu'une épaisse ceinture
agit sur les hanches au moyen desquelles elle
entraîne le bassin dans un sens opposé à celui
dans lequel la tête est tirée.

Le lecteur concevra sans peine qu'établis d'a-
près ces données générales, les lits mécaniques
varient selon le génie particulier du mécanicien
auquel en a été confiée la fabrication. Les malades y restent couchés nuit et jour, satisfaisant
sans peine à leurs besoins naturels au moyen
d'une ouverture pratiquée vis-à-vis l'endroit
sur lequel le siége repose. Un fauteuil mécanique est employé pour asseoir et délasser
ainsi par un changement de position, ceux
que fatigue la situation horizontale trop long-
temps gardée, ou qui touchent au terme du
traitement. La guérison en est le résultat
toutes les fois que la difformité n'est point
excessive et la tendance rachitique trop pro-
noncée. Vivant dans un air pur, usant de
toutes les ressources d'un régime analeptique,
les malades acquièrent ordinairement de l'embonpoint et de la force, la poitrine se déve-
loppe, la respiration s'effectue avec plus de

facilité, l'habitude du corps se colore, l'écoulement menstruel s'établit et se régularise. Les os, trop mous pour supporter le poids du corps, se durcissent tandis que l'effort permanent s'exerce et fait disparaître leurs courbures vicieuses; mais, si ces déviations étaient trop anciennes, trop considérables, ou si la disposition d'où dépend le ramollissement des os persiste, après plusieurs mois de repos et de soins assidus, la difformité se reproduit au moment où le tiraillement cesse. Les os n'ayant pas acquis la consistance nécessaire se courbent bientôt sous le poids des organes et par l'action musculaire, les courbures reparaissent; en sorte que c'est surtout dans les déviations commençantes et légères qu'on obtient les résultats les plus avantageux. Parvenir constamment au but qu'on se propose, est aussi impossible dans l'emploi des moyens mécaniques propres à remédier aux difformités, que dans l'emploi des autres ressources thérapeutiques, quelque fastueuses que soient les promesses des médecins qui se livrent à ces sortes de curations.

Ici les progrès de l'art sont principalement

dus à l'abandon de l'ancienne théorie qui condamnait le repos dans le traitement des difformités du système osseux, et spécialement
dans celui des courbures vicieuses de la colonne vertébrale, sous le prétexte spécieux
que la maladie provenant de la faiblesse, il
ne fallait point augmenter celle-ci par une
inaction prolongée. La croix de fer, à laquelle
certains orthopédistes proposaient de fixer et
d'attacher la tête, le tronc et les épaules, à
raison de son poids condamnait les malades à
un repos en quelque sorte forcé; mais en maintenant le corps dans une situation verticale,
elle laissait subsister la principale cause de la
déviation, le poids de la tête et des membres
continuant d'agir sur une colonne inhabile à
le supporter.

La croix de fer à coulisse effectuait, il est vrai,
une sorte d'extension verticale par le jeu des
deux pièces dont était formée sa branche mon-
tante; c'est donc principalement dans l'extension horizontale, opérée à la faveur des lits,
que consiste le perfectionnement. Cette extension est effectuée tantôt par des ressorts placés
aux deux extrémités de la couche, d'autres fois

au moyen de bascules placées au dedans et au dessous du fond sanglé; d'autres fois de simples vis de rappel placées au milieu du cadre sur lequel le malade repose, en éloignent graduellement les deux moitiés dans le sens de sa longueur. Il en est enfin qui, plus compliqués, réunissent ces divers mécanismes; et, l'indication une fois déterminée, chacun peut aisément imaginer plusieurs moyens d'y satisfaire : seulement il ne faut pas oublier que les ceintures, colliers, bonnets et autres pièces appliquées au corps des malades, et sur lesquelles agissent, par des courroies convenablement fixées, les moyens de traction, doivent être appliqués sur de larges surfaces pour n'exercer aucune compression ou constriction que sa continuité rendrait bientôt douloureuse. MM. les docteurs Maisonabe (1), Lafond , Mellet, Bricheteau et D'Yvernois à Paris, ainsi que plu-

---

(1) Je cite en premier ordre M. Maisonabe, parce que ce docteur, agrégé à la Faculté de Médecine de Paris, loin de faire un mystère de ses procédés, a le premier fait, de l'histoire et du traitement des difformités, l'objet d'un enseignement spécial.

sieurs autres médecins de la province et de l'é-
tranger, ont fondé sur ces principes des établissemens spéciaux pour le traitement des difformités congéniales de tout genre, et surtout
pour le redressement des colonnes vertébrales
déviées et des pieds contournés en dedans ou
en dehors, c'est-à-dire des *pieds-bots*.

Le traitement de cette dernière espèce de
difformité, dont les Latins ont distingué les
deux variétés en appelant *vari* ceux dont les
pieds sont renversés en dedans, tandis qu'ils
nommaient *valgi* ceux chez qui ces parties sont
tournées de manière que leur plante regarde
en dehors, variété moins commune que la
première et que nous désignons par le nom
commun de *pieds-bots*, le traitement de
cette difformité, aussi fréquente au moins
que les déviations de la colonne vertébrale,
est parfaitement exposé dans un mémoire publié par Scarpa au commencement du siècle,
et dont notre savant compatriote M. le docteur Leveillé a publié, en 1804, une traduction (1) avec plusieurs gravures représentant

---

(1) Mémoires de *Physiologie* et de *Chirurgie* prati-

l'appareil pour le redressement des pieds déviés.
Des côtés d'une sorte de plaque ou semelle métallique sur laquelle repose la plante du pied,
et qui se recourbe dessus le talon, s'élèvent
deux montans verticaux dont les extrémités
supérieures sont fixées en dehors et en dedans
du genou par une épaisse jarretière ; des
liens et des garnitures rembourrées fixent le
pied à la machine sans exercer sur lui une
compression fâcheuse. Le pied de l'enfant
étant fixé dans l'appareil, l'action élastique
des pièces métalliques tend à le ramener à sa
direction naturelle ; mais il faut pour cela que
dès les premiers temps du traitement, et jusqu'à ce que la torsion congénitale soit jusqu'à
un certain point corrigée, l'enfant garde le
lit, ou du moins ne confie pas le poids de
son corps aux pieds malades, sans quoi l'in-
clinaison vicieuse viendrait à s'accroître par
le fait même de ces exercices prématurés.
Les paroles ne peuvent donner une idée exacte
de la manière d'agir d'un semblable appareil;

---

que par A. Scarpa et traduits par Léveillé, in-8°;
Paris 1804.

les gravures même sont insuffisantes, témoin
l'un de nos confrères qui, ayant voulu faire
exécuter l'appareil par un mécanicien, d'a-
près les planches jointes au mémoire de Scarpa,
et n'en étant point satisfait, s'adressa à l'auteur
lui-même, et reçut d'Italie une machine toute
différente de celle qu'il avait fait construire.
Toutefois le principe étant bien posé, l'exécution peut être abandonnée au génie du mécanicien. Dans le redressement des déviations
des pieds comme dans celui des courbures
vicieuses de la colonne vertébrale, c'est toujours à ramener graduellement la partie malade à sa direction naturelle, à l'aide d'une
traction douce et long-temps continuée, que
le chirurgien aspire, et ce n'est que par un
long usage des moyens employés qu'il peut
espérer y parvenir. Aussi les hommes instruits
accueillent avec le sourire de l'incrédulité
toutes ces cures merveilleuses dans lesquelles
des femmes de vingt-cinq ans, bossues depuis
l'époque de la puberté, ont été parfaitement
redressées au bout de six ou sept mois par
l'effet des lits ou appareils à extension continuée. L'étude attentive du squelette des

individus chez lesquels existent, depuis huit ou dix ans, de semblables difformités, présente, dans certaines incurvations latérales, les substances fibro-cartilagineuses intervertébrales épaissies de plusieurs lignes du côté de la concavité de la courbure, tandis que vers la convexité on les trouve amincies au point qu'elles ont complètement disparu et que les corps des vertèbres sont soudés l'un à l'autre. Bien plus, il y en a chez qui la partie postérieure des côtes a contracté adhérence avec les vertèbres. Comment détruire de semblables adhérences sans un extrême danger? et ce danger sera d'autant plus grand qu'on procédera avec plus de célérité. Lors même que la difformité est moins ancienne et que l'adhérence n'est pas encore commencée; soit entre les corps des vertèbres du côté vers lequel la colonne incline, soit entre ces os et les côtes, combien ne faut-il pas de temps pour ramener les parties à l'état naturel, rendre aux cartilages intervertébraux leur épaisseur du côté aminci, et obtenir l'affaissement de la portion épaissie! Il faudra, règle générale, plusieurs années pour remédier à ce déplacement qui a mis plusieurs années à s'effectuer. On doit donc beaucoup rabattre des promesses des entrepreneurs de cures du genre de celles dont il est question. Ceux qui n'ignorent point que les premiers établissemens en ce genre furent, dans leur principe, des entreprises purement commerciales, réduisent l'application des appareils à extension continuelle appliqués au traitement des déviations des os, aux cas de courbures récentes, peu étendues et existant sur des individus chez lesquels l'accroissement des parties n'est point encore terminé. Toutes ces restrictions, en effet, sont nécessaires si l'on veut n'être point trompé dans les résultats qu'on se promet de l'emploi des moyens orthopédiques.

§ XXVI.

RÉSECTION DES EXTRÉMITÉS ARTICULAIRES DES OS.

Le retranchement des os, dans leurs extrémités articulaires affectées de carie, n'est plus, il est vrai, une invention toute récente. Il y a environ un demi-siècle (1769), un chirurgien anglais, White, osa, pour la première fois, pratiquer une incision profonde à la partie supérieure externe du bras, désarticula la tête de l'humérus, dont il avait reconnu la carie, et la retrancha avec une scie après l'avoir fait sortir à travers la plaie. Plusieurs chirurgiens anglais et français ne tardèrent pas à l'imiter; ne bornant point leurs tentatives à l'articulation de l'humérus avec l'omoplate, mais étendant l'idée de White à toutes les grandes articulations, au genou par exemple, et faisant au besoin la résection de tous les os de cette jointure. Ce moyen de suppléer à l'amputation des membres, ou plutôt de la rendre inutile, doit-il être regardé, ainsi que le dit Sabatier, comme l'un des plus grands pas qu'ait faits la Chirurgie moderne? C'est ce dont il est permis de douter aujourd'hui que les faits ont suffisamment éclairé ce point de doctrine.

Admettons d'abord que la résection de l'extrémité supérieure de l'humérus affectée de carie, est une invention heureuse, une opération facile, opération qui offre tous les avantages et n'entraîne aucun des grands inconvéniens attachés au retranchement des autres articulations. En effet, les surfaces articulées sont faiblement unies; le seul poids du membre et l'alongement du ligament articulaire tiennent la tête de l'humérus à plusieurs lignes de distance de la surface glénoïde de l'omoplate; celle-ci reste le plus souvent saine, bien que la surface articulaire correspondante soit rongée par la carie; l'articulation n'est point environnée de cette multitude de ligamens et de corps graisseux dont l'induration et la dégénération lardacée consécutive finissent par constituer une maladie aussi grave que l'affection osseuse primitive dans la carie des extrémités articulaires du genou, du poignet, ou du coude. La résection de l'extrémité supérieure de l'humérus laisse après elle une fausse articulation, ses mouvemens ont moins de force et moins d'étendue; ils restent cependant faciles, et le malade peut se servir de son bras pour divers usages; sa conservation lui est donc d'un grand prix. Elle n'est guère moins importante dans les cas de carie au

coude et au poignet, mais elle s'achète alors
par une opération bien plus grave et bien plus
difficile. La mobilité de l'articulation est même
alors perdue ; la plaie résultante de la résection
des extrémités articulaires étant seulement
susceptible de la guérison par ankylose. Cependant entre un bras raccourci et dont le
coude ou le poignet sont ankylosés et l'absence d'un membre aussi important, la distance
est énorme ; l'engorgement des parties molles
qui environnent l'articulation, lorsqu'il ne va
point jusqu'à la dégénération lardacée des tissus, n'est point une contre-indication formelle.
Comme le siége de l'irritation primitive existe
dans les os, et que ce n'est que consécutivement que l'inflammation s'est étendue aux
parties molles, celles-ci se dégorgent; et quand
a cessé l'abondante suppuration qu'entraîne
nécessairement une opération aussi grave, ce
qu'on a pu en conserver revient à ses conditions naturelles. Plusieurs chirurgiens français,
et d'abord MM. Moreau père et fils, de Bar-
sur-Ornain, ont réussi à conserver le membre
thoracique à plusieurs malades atteints de
caries du poignet et du coude ; et ces indi-

vidus, condamnés à vivre des fruits de leur travail, ont pu continuer l'exercice de professions, il est vrai, peu fatigantes.

La résection des extrémités articulaires, pratiquée aux membres supérieurs, remplace donc avantageusement l'amputation, et doit être comptée au nombre des plus remarquables progrès de la Chirurgie moderne. Il n'en est pas de même de cette opération exécutée dans les cas de caries du genou ou de l'articulation du pied avec la jambe. Ici les inconvéniens se multiplient et s'aggravent, tandis que les avantages s'évanouissent. Lorsque Park imagina de retrancher les extrémités correspondantes du fémur et du tibia affectés de carie, sans doute il ne proposait point une chose difficile à exécuter, bien que l'opération soit nécessairement longue et douloureuse par l'obligation où l'on est de se servir de la scie pour faire la résection des os, d'une plaque pour garantir les vaisseaux et les artères poplités, et de multiplier les incisions pour dégager, sans effort, les extrémités osseuses. Le principal danger vient de l'étendue de la plaie, de l'énorme surface qui s'enflamme

inévitablement et fournit un pus dont la sé-
crétion longue et abondante peut jeter les
malades dans l'épuisement lorsqu'ils ont été
assez heureux pour échapper à l'inflammation
ainsi qu'à la fièvre qui succèdent à l'opération;
et lorsqu'ils survivent aux accidens primitifs
et consécutifs, mortels pour le plus grand
nombre, lorsqu'après avoir gardé le lit durant
plusieurs mois, la soudure s'est enfin effectuée
entre les extrémités correspondantes du fémur
et du tibia, mises et maintenues en contact,
les malades marchent difficilement sur un
membre raccourci de plusieurs pouces; et,
lors même qu'il n'existe aucun angle dans le
lieu de la soudure, ce point affaibli est peu
capable de supporter le moindre effort et
court à tout instant le danger de se rompre.
C'était bien la peine de courir tant de chances
défavorables et funestes, d'endurer d'atroces
douleurs! Il est même probable que, si de semblables opérations étaient souvent tentées avec
succès, les individus pourraient demander
par la suite à être débarrassés, au moyen de
l'amputation, d'un membre incommode; cela
arriverait même infailliblement s'ils étaient

obligés de se livrer à l'exercice d'une profession laborieuse.

La résection pratiquée dans l'articulation du
pied avec la jambe n'est pas d'une exécution
moins difficile et n'exige pas moins de courage
de la part du malade qui s'y soumet, et de
patience de la part du chirurgien qui la pratique ; ses chances sont également incertaines
et le résultat final n'est pas plus avantageux.
Dans un cas où M. Moreau fils, de Bar-sur-
Ornain, a pratiqué cette opération, l'extrémité
inférieure du péroné n'étant point malade,
on fit l'extraction de l'astragale tout entier et
la résection de la partie inférieure du tibia.
L'extrémité inférieure du péroné détermina
le renversement du pied en dedans, et après
la guérison le malade resta estropié. On ne
dit point, ce qui est vraisemblable, si l'individu se soumit à l'amputation de la jambe, à
laquelle on aurait dû, de prime-abord, avoir
recours. Le chirurgien que nous venons de
citer a pratiqué, dit-on, avec succès la résection de l'articulation *radio - carpienne ;* toutefois malgré l'extrême importance de la partie
conservée, nous pensons que la forme et les

mouvemens de la main ont dû subir une telle altération qu'elle est devenue à peu près inutile.

En résumé, faire de la résection des extrémités articulaires des os affectées de carie un mode opératoire général comparable à l'amputation des membres, et pouvant même remplacer avec avantage cette dernière opération, c'est donner à l'idée de White une extension abusive; mais, restreinte aux articulations des membres supérieurs, et plus spécialement à celle de l'humérus avec l'omoplate, la résection est un progrès réel de la Chirurgie moderne. On ne doit point s'exagérer la fréquence des cas où l'on peut y recourir. En effet, ce serait surtout dans les caries commençantes des articulations qu'on pourrait s'en promettre de grands avantages; or, dans ces cas les malades reculent devant l'idée d'une opération aussi grave; et lorsqu'ils désespèrent de conserver le membre et sont prêts à tout, l'état des parties molles, les forces de l'individu, ne permettent de songer à autre chose qu'à l'amputation. Tel est le résultat particulier d'une pratique de vingt-cinq années pendant lesquelles j'ai fait plusieurs centaines d'amputations pour des caries aux jointures.

Les faits nous manquent pour décider de la valeur de nouvelles opérations proposées pour rendre aux fragmens non consolidés d'une ancienne fracture, la disposition à se réunir avec solidité. Il y a ici défaut absolu d'observations *authentiques* pour décider si l'introduction d'un séton, ou la résection des extrémités correspondantes de deux fragmens ou d'un seul d'entre eux, sont plus habiles à reproduire l'aptitude à la consolidation que ne l'est l'ancienne méthode d'exaspérer les surfaces de la cassure en les frottant l'une contre l'autre, puis en faisant plus méthodiquement et en prolongeant l'application de l'appareil contentif. Ce n'est point sur de simples ouï-dire, ce n'est point sur des annonces de gazette ou de simples assertions, qu'on peut asseoir son opinion en semblable matière. Le raisonnement est favorable à de semblables tentatives, et nous n'hésitons pas à les proclamer ingénieuses. C'est encore le chirurgien anglais White (1) auquel appartient la première idée

____

(1) Transact. Philosoph. 1760.

de la résection des bouts d'os dans les cas de fausse articulation succédant à une fracture non consolidée : elle fut, dit-il, pratiquée avec succès, sous ses yeux, sur un jeune garçon dont une fracture du bras n'était point consolidée au bout de six mois (1); pareille tentative a été depuis fatale aux malades sur lesquels elle a été faite; l'inflammation érysipélato-phlegmoneuse, puis la gangrène du membre et la mort des malades en ont été la suite. Le danger serait moindre si l'on se contentait d'introduire simplement un séton entre les surfaces et de l'y laisser durant quelques jours, comme l'ont fait, dit-on, avec succès, feu M. Percy et un chirurgien de Philadelphie; mais aussi la disposition agglutinative ne sera pas aussi complètement reproduite par l'introduction et le séjour prolongé d'une mèche de linge effilée entre les bouts d'os, qu'elle le serait par le retranchement de ces extrémités qu'on aurait fait sortir à la faveur d'une incision pratiquée sur le côté externe

____

(1) Cases and remarks in surgery.

du bras ou de la cuisse, car c'est seulement
pour les cas de fractures non consolidées
de ces deux membres, dans chacun desquels
n'existe qu'un seul os, que la résection a été
proposée. Les inconvéniens résultans d'une
fausse articulation existant vers la partie
moyenne de l'humérus ne sont point tels
qu'on ne puisse y remédier en quelque sorte
à la faveur d'une double gouttière en bois
mince ou bien en cuir épais, dans laquelle
on enferme la partie du bras vicieusement
flexible ; mais il n'en est pas de même dans
les cas de non-consolidation du fémur ; le
malade ne peut guère se soutenir et se traîner
soutenu par des béquilles, et son existence
est alors si pénible qu'il n'hésite point à se
soumettre à l'amputation.

§ XXVII.

AMPUTATIONS DES MEMBRES.

Moins prodiguées que jadis, ces opérations
ont subi de nos jours d'importantes modifications, dont les unes sont relatives à la ma-

nière d'opérer et dont les autres regardent les soins consécutifs à l'opération. Les progrès de l'art dans la ligature des artères blessées ou affectées d'anévrisme, et dans la résection des extrémités articulaires des os, ont, comme nous l'avons vu précédemment, diminué le nombre des cas d'amputation. Toutefois, il est encore une foule d'affections dans lesquelles c'est seulement en sacrifiant un membre qu'il est possible de conserver les jours des malades. Tels sont les plaies inégales résultant de l'ablation d'un membre par un boulet ou tout autre projectile, les écrasemens complets d'une partie, les suppurations abondantes et intarissables qui conduisent les malades à la mort par l'épuisement, les caries des articulations, les cancers, la gangrène et enfin certaines ankyloses dans lesquelles la soudure s'est effectuée dans une telle position des parties du membre, qu'il est moins utile qu'incommode.

Il semblait difficile d'ajouter quelque chose à la perfection des procédés opératoires relatifs aux amputations. L'art de suspendre le cours du sang dans le membre pendant la durée de l'opération, celui de diviser les parties molles

en plusieurs temps, et de manière à éviter la
dénudation de l'os et la conicité du moignon,
avaient été l'objet des travaux des chirurgiens
les plus distingués des trois derniers siècles,
parmi lesquels Ambroise Paré et J.-L. Petit
doivent être nommés au premier rang. Presque toutes les amputations possibles avaient
été tentées, soit dans la continuité des os, soit
dans leurs articulations; il restait cependant
encore quelque chose à faire pour rendre les
procédés opératoires plus sûrs, plus expé-
ditifs, et surtout accélérer la guérison de la
plaie qui succède à l'amputation. Si l'on en
excepte la réunion immédiate des chairs
divisées, rien n'a été innové par rapport
aux amputations circulaires pratiquées dans
la continuité des os; l'on a, au contraire,
fait subir d'importantes modifications aux
extirpations des membres, autrement appelées amputations dans les articles.

Et d'abord, en commençant par celle que
Ledran père pratiqua, pour la première fois,
dans l'articulation de l'humérus avec l'omoplate; d'une part, pour pouvoir l'exécuter avec
autant de sécurité et plus de célérité, on a

imaginé de faire saisir et comprimer par un
aide le lambeau dans lequel se trouve l'artère
brachiale, afin d'en faire la ligature après
avoir effectué la complète séparation du membre; et d'autre part, on a voulu substituer,
au procédé de Lafaye, des manières plus expéditives de tailler les lambeaux et d'opérer la
désarticulation. J'ai six fois, sur sept, pratiqué
avec succès l'amputation du bras, dans son
articulation avec l'épaule, en faisant, comme
Lafaye, un lambeau externe trapézoïde, au
moyen d'une incision transversale pratiquée
à quatre travers de doigt, au-dessous de l'acromion, et de deux incisions antérieure et postérieure tombant perpendiculairement sur les
extrémités de la première, puis en relevant
le lambeau formé par les tégumens et le muscle deltoïde : on ouvre le capsule articulaire,
coupant les tendons des muscles qui s'insèrent
aux tubérosités de la tête de l'humérus, portant celle-ci en dehors, appuyant le couteau
contre sa partie interne et le faisant glisser le long
de l'os pour tailler le lambeau axillaire qu'un
aide intelligent saisit avant que la section en
soit achevée, pour aller au-devant de l'hé-

morragie par la compression de l'artère brachiale.

Deux à trois minutes sont nécessaires pour
accomplir toutes ces manœuvres, tandis qu'on
met moitié moins de temps en employant,
pour la séparation de l'humérus d'avec l'o-
moplate, un procédé analogue à celui dont
se sert sur nos tables, un découpeur habile. C'est ce qu'ont fait, avec succès, d'abord
M. le professeur Dupuytren, et mieux encore
MM. Champesme et Lysfranc, en s'y prenant
de la manière suivante :

Le premier fait relever et soutenir le bras
à angle droit sur le tronc, se place à son côté
interne, saisit d'une main le deltoïde, le sou-
lève, et de l'autre enfonce sous le muscle un
étroit couteau qu'il plonge d'avant en arrière
au niveau du sommet de l'apophyse coracoïde,
puis rasant avec l'instrument la tête de l'humérus, il descend entre cet os et le deltoïde,
taillant ainsi le lambeau externe qu'il achève
en dédolant : abaissant alors fortement le bras,
il porte le tranchant du couteau sur le ligament capsulaire, qu'il divise en même temps
que les tendons des muscles sus-épineux, sous

épineux, sous-scapulaire, longue portion du biceps, et taille en descendant le lambeau interne, qu'il saisit avant d'en achever la section. Il n'est pas besoin de dire que, pour pouvoir faire ainsi lui-même la compression de la brachiale, l'opérateur confie à un aide le bras qu'il va détacher.

M. Lysfranc laisse le bras à amputer pendant sur les côtés du tronc, seulement il porte le coude en avant et en dedans du côté de la région épigastrique, avant de plonger un long et étroit couteau dans l'articulation dont les surfaces sont séparées de plusieurs lignes, lorsque l'extrémité thoracique est abandonnée à son poids et pend sur le côté. Pour pénétrer dans l'articulation, l'on place la pointe du couteau à deux tranchans, tenu obliquement, sur cette dépression triangulaire qu'on voit au-devant du moignon de l'épaule au-dessous de l'extrémité scapulaire de la clavicule, et on l'enfonce de cette manière entre les apophyses acromion et coracoïde. Du même coup l'on ouvre l'articulation, on contourne la tête de l'humérus et l'on taille le lambeau externe; l'os ainsi désarticulé, la tête de l'humérus s'éloigne de

plus en plus de la surface glénoïde de l'omoplate ; on taille le lambeau interne , on le
saisit, on comprime et on lie l'artère brachiale comme dans les autres procédés, sur
lesquels celui-ci l'emporte incontestablement
pour la célérité de son exécution.

Mais d'abord, ces procédés opératoires, et
cela sans en excepter aucun , supposent
l'intégrité ou plutôt l'état sain des parties
molles qui environnent l'articulation. D'une
exécution brillante et facile sur le cadavre,
principalement si l'on a eu le soin de choisir
un individu peu chargé de graisse et de
chairs, ils deviennent d'une pratique longue
et laborieuse, si le volume , l'embonpoint, le
gonflement des parties, l'induration, empê-
chent les os de s'écarter, les parties molles
de s'alonger , les dépressions naturelles de
s'apercevoir. La pointe du couteau peut alors
se fourvoyer, et l'on perd en ce cas le seul avantage qu'on s'est promis de cette manière d'o-
pérer, la célérité, avantage bien mince dans
une opération aussi importante.

Quel que soit le procédé dont on fasse usage,
la surface glénoïde de l'omoplate est couverte

par deux lambeaux, l'un supérieur ou externe,
et l'autre inférieur ou interne ; et comme son
plus grand diamètre est vertical, on a cru
qu'il vaudrait mieux tailler un lambeau antérieur et un lambeau postérieur afin de réunir
d'avant en arrière. Les lambeaux se trouveront alors moins écartés vers leur base, et
cette partie de la plaie risquera moins de rester
fistuleuse. Le pus alors s'écoulera, dit-on,
avec plus de facilité; mais on a oublié que le
malade remis dans son lit, et l'épaule, du
côté de l'amputation, reposant sur un épais
coussin, le poids du pus le porte d'avant en
arrière et de haut et en bas, quelles que soient la
disposition et la forme des lambeaux; et qu'une
différence de deux lignes à peine, entre les
diamètres vertical et transverse de la cavité
glénoïde, est trop peu de chose pour qu'il ne
soit point indifférent de réunir les lambeaux
de parties molles de dedans en dehors ou
d'avant en arrière. Enfin si l'on fait un lambeau en avant et l'autre en arrière de l'articulation, la masse glénoïde du scapulum ne
tendra-t-elle point à tenir les deux lambeaux
écartés vers leur base, et à en empêcher la

réunion? Du reste, je ne connais jusqu'à présent aucun fait d'amputation du bras dans l'article exécuté sur le vivant, autrement que selon le procédé de Lafaye, modifié seulement dans ce qui est relatif à la ligature des vaisseaux.

Nous n'indiquerons que pour la blâmer, l'amputation du coude, à laquelle l'amputation du bras, dans sa continuité, est toujours préférable.

L'extirpation des membres inférieurs, c'est-à-dire l'amputation de la cuisse dans l'articulation coxo-fémorale, n'avait été, jusqu'à ces derniers temps, pratiquée que dans les cas où soit la nature, soit un accident, l'ayant faite aux trois quarts, le chirurgien avait seulement achevé l'entière séparation du membre; mais les guerres sanglantes dont l'Europe a été le théâtre durant les dernières années du dix-huitième et le commencement du dix-neuvième siècle ont fourni plusieurs occasions de la pratiquer méthodiquement et de la placer au nombre des opérations soumises à des règles fixes. C'est ainsi que MM. Larrey et Guthrie l'ont faite, avec succès, sur les

champs de bataille; le premier en liant d'a-
bord l'artère crurale dans le pli de l'aine, au-
dessus de la naissance de la fémorale profonde;
le second, en se contentant de la faire comprimer sur la branche du pubis, tous deux
taillant ensuite un lambeau interne, puis un
lambeau externe qu'on ajoute l'un à l'autre
après avoir lié les branches des artères obtura-
trice, honteuse, fessière et ischiatique, à mesure
qu'on les coupe. Des bandelettes agglutinatives
et quelques points de suture les maintiennent
appliqués, dans la vue de procurer, sinon la réunion immédiate de toute la surface de la plaie,
au moins d'en diminuer l'énorme étendue en
l'obtenant sur quelques points. La difficulté
n'est point ici, comme on le sent bien, de
séparer le membre; elle est tout entière dans
les accidens inflammatoires et l'énorme suppuration qui doivent résulter d'une plaie aussi
étendue.

Nous avons pratiqué une seule fois la séparation de la jambe dans l'articulation du genou,
et reconnu que cette opération, faite par Fa-
brien de Hilden, Hoin et J. - L. Petit, doit
être abandonnée pour l'amputation de la jambe

ou de la cuisse; la première pratiquée le plus haut et la seconde le plus bas possible, attendu que s'il est très facile et très expéditif de séparer la jambe en pénétrant dans l'articulation au-dessous de la rotule, puis en taillant aux dépens des chairs du mollet un lambeau des parties molles pour en recouvrir la masse articulaire des condyles du fémur, il est difficile de procurer l'agglutination immédiate , et qu'après l'avoir péniblement obtenue , on conserve un moignon volumineux par le bas, sorte de massue à la surface de laquelle la cicatrice reste exposée à des pressions douloureuses qui, à chaque moment, peuvent en effectuer la rupture.

Il n'en est pas de même de l'amputation partielle du pied pratiquée dans les articulations à peu près parallèles de l'astragale avec le scaphoïde, et du calcaneum avec le cuboïde : inventée par Chopart en 1793, cette opération a pour avantage de conserver le talon, partie du pied sur laquelle la jambe transmet sans inconvéniens le poids entier du corps.

L'amputation partielle du pied conserve aux malades la presque totalité du membre , dans les cas où jadis l'on était forcé de recourir à l'amputation de la jambe. Elle se fait sur une partie plus éloignée du tronc que cette dernière opération; elle est, par conséquent, moins grave, elle est en outre d'une exécution incomparablement plus facile et plus prompte. Mais on n'obtiendra ce dernier avantage qu'en tombant du premier coup dans les articulations qu'on se propose d'ouvrir; on y parviendra sûrement en prenant pour guide la saillie que forme, vers le bord épais du pied, la tubérosité du scaphoïde, éminence à laquelle s'insère le tendon du muscle jambier postérieur. Quel que soit l'état d'embonpoint du malade, et lors même qu'il y aurait un commencement d'engorgement et d'infiltration des graisses sous-cutanées, il est facile de reconnaître cette sorte d'apophyse, en arrière de laquelle se trouve immédiatement l'articulation dans laquelle il s'agit de pénétrer. Témoin d'une opération de ce genre, faite sur le vivant, dans le temps de mes études, je vis l'opérateur tailler, à l'imitation de Chopart, un assez grand lambeau demi-circulaire sur les tégumens du coude-pied, puis

chercher long-temps l'articulation qu'il devait
ouvrir. Vainement s'aidait-il de la vue d'un
pied osseux et d'un autre pied modelé en
cire, le tranchant de son bistouri ne tombait
point sur la ligne qu'occupe l'articulation de
l'astragale avec le scaphoïde; et ce fut seulement au bout d'une demi-heure que cette
jointure fut ouverte. Réfléchissant sur le meilleur moyen de la rencontrer sur-le-champ,
je vis bientôt que rien n'était moins sûr que
de mesurer par deux travers de doigt la
distance entre l'articulation du pied avec la
jambe, et celle du scaphoïde avec l'astragale,
l'intervalle devant être tantôt plus grand et
tantôt plus petit, selon la grosseur des doigts
de l'opérateur et la grandeur des pieds du
malade. A la place de cette mesure variable,
et par conséquent infidèle, je choisis pour
point indicateur la saillie formée par la tubérosité de l'extrémité interne du scaphoïde.
Assuré de la bonté de ce procédé par de nombreux essais sur les cadavres, je l'enseignai
dans mes cours particuliers de Chirurgie. La
promptitude et la facilité avec laquelle je pé-
nétrais dans les articulations, en prenant pour

guide la tubérosité du scaphoïde, ajoutèrent
à l'admiration que conçurent, pour l'ingénieux procédé de Chopart, les médecins anglais venus à Paris en 1801, durant la courte
trève connue sous le nom de paix d'Amiens.
L'amputation partielle du pied était alors pour
eux une opération nouvelle : l'interruption
des communications pendant la guerre, et le
peu de publicité qu'avait eu l'observation de
Chopart, seulement publiée dans un journal
scientifique, leur en avaient entièrement dérobé
la connaissance.

L'hôpital Saint-Louis, qui, de tous les hôpitaux de la capitale, est celui où se pratique
le plus grand nombre d'amputations, m'ayant
fourni plusieurs occasions de mettre ce procédé à exécution sur le vivant, j'ai cru devoir
lui faire subir les deux modifications suivantes : au lieu de tailler un lambeau supérieur,
dont la conservation est souvent impossible
en raison de l'état ulcéreux des tégumens du
dos du pied, je pose de suite le tranchant du
couteau sur la ligne articulaire, et j'ouvre l'articulation du premier coup sans m'exposer à
perdre de vue la ligne précise qu'elle occupe;

sans compter qu'il vaut mieux recouvrir
entièrement les surfaces articulaires avec le
lambeau taillé aux dépens des chairs de la
plante du pied, de manière à ce que la cicatrice linéaire ne se trouve point sur l'extrémité antérieure du moignon, et ne soit pas par
conséquent sujette à se déchirer par l'effet d'un
coup ou d'une chaussure trop étroite. En
outre, en coupant les chairs de la plante du
pied, je tiens le couteau obliquement et de
manière à donner à la partie interne du lambeau une épaisseur à peu près égale à celle
de son bord externe. Les malades ainsi opérés, marchent facilement chaussés d'une bot-
tine, et vaquent aux travaux les plus pénibles
sans que la tendance que devrait avoir le talon
pour se relever par l'action des muscles du
mollet, et que neutralise le poids du corps
porté tout entier sur l'extrémité antérieure du
calcaneum, leur cause aucune incommodité.

Pour obvier à cet inconvénient imaginaire,
mais surtout pour conserver plus de longueur
au pied, et, par conséquent, à la base de
sustentation plus de largeur et de solidité,
M. Lysfranc, suivant en cela les traces de

Garengeot et de Percy, a remis en pratique l'amputation dans les articulations tarso-métatarsiennes. Cette opération, bien plus laborieuse que la précédente, car les articulations des cinq os du métatarse avec les trois os cunéiformes et le cuboïde sont moins faciles à ouvrir et ne se trouvent pas exactement sur la même ligne, en sorte que si l'on ajoute le nombre et la force plus grande des ligamens plantaires, lesquels rendent la désarticulation presque impossible tant qu'on ne les a point coupés, cette opération n'a, je crois, point encore été pratiquée sur le vivant, et les occasions d'y recourir doivent être infiniment rares. En effet, les caries des os du pied, maladies pour lesquelles on fait le plus ordinairement ces sortes d'amputations, ont presque toujours leur siége dans les os spongieux du tarse et dans les articulations tarso-métatarsiennes. Cependant cette amputation ayant l'avantage de conserver une plus grande partie du pied, et surtout l'insertion du tendon du muscle jambier antérieur, antagoniste naturel de ceux du mollet, capable de relever dans la progression le bout du pied mutilé, les difficultés de son exécution ne doivent pas détourner d'y avoir recours toutes les fois que les bornes du mal en laissent la possibilité.

Conduire à une prompte guérison le malade qui, pour sauver ses jours, a consenti au sacrifice de l'un de ses membres, importe plus encore, peut-être, que l'en débarrasser avec célérité. En effet, si à la suite d'une perte semblable l'individu reste condamné aux chances incertaines d'une guérison longue et pénible, le chirurgien aura fait pour lui moins qu'il n'en devait attendre; aussi c'est à accélérer la guérison des plaies résultantes de l'amputation que se sont surtout appliqués nos contemporains : pour cela ils ont tenté et obtenu la réunion immédiate de ces plaies, dont les pansemens étaient jadis si douloureux et la cicatrisation si lente et si tardive.

C'est encore à la Chirurgie anglaise que nous sommes redevables des premiers essais en ce genre, et vers la fin du dix-huitième siècle on donnait à la réunion immédiate des plaies, après l'amputation des membres, le nom de méthode anglaise; comme on avait auparavant appelé philosophie anglaise les découvertes et les travaux de Locke et de Newton sur l'origine des idées et le mécanisme de l'univers. Au lieu d'abandonner à la suppuration les lambeaux de chairs et de tégumens conservés pour recouvrir les os et prévenir la conicité des moignons, rien n'était plus naturel et plus simple que d'en essayer l'agglutination immédiate ou la réunion par première intention pour parler le langage de l'École. Cependant les chirurgiens, pour la plupart hématophobes, avaient à peine scié l'os et lié les plus gros vaisseaux, qu'ils se hâtaient de terminer l'opération en couvrant le moignon ou plutôt en bourrant la plaie de bourdonnets et de plumasseaux de charpie molle ou saupoudrée de colophane, afin de réprimer le saignement des plus petits vaisseaux, remplissant ainsi de ces substances, véritables corps étrangers, le cône creux auquel devait ressembler la surface amputée. Qu'arrivait-il alors? une vive inflammation de la plaie avec une fièvre traumatique proportionnée ; et lorsqu'au troisième ou quatrième jour après l'amputation l'on procédait au premier pansement, l'on trou-

vait la suppuration à peine établie, les brins
de charpie engagés dans les chairs tuméfiées
ne pouvaient être retirés sans tiraillemens et
sans douleurs. La surface du moignon, après
cette sorte d'épluchement, était douloureuse
et saignante; l'inflammation en était augmentée, et, par conséquent, l'établissement de la
suppuration rendu plus pénible. La levée du
premier appareil était regardée par les malades comme une seconde opération presqu'aussi
douloureuse que l'amputation elle-même; et
ce préjugé, nuisible à la tranquillité d'esprit
si favorable au succès après les opérations
chirurgicales, n'est point encore entièrement
détruit. Toutefois, depuis le commencement
du dix-neuvième siècle, les partisans des réunions immédiates à la suite de l'amputation
des membres deviennent chaque jour plus
nombreux; quelques vieux praticiens seuls
persistent encore dans les idées avec lesquelles
ils ont vécu. Les avantages de la nouvelle
méthode sont pourtant incontestables.

Il n'est pas toujours possible, il est vrai,
d'obtenir la réunion immédiate à la suite de
l'amputation de membres; trop d'irritation,

et par suite l'inflammation suppurative des surfaces saignantes, une couche trop épaisse de sang coagulé interposée, y mettent assez souvent obstacle; mais alors même la réunion immédiate doit être tentée, car ne vaut-il pas mieux couvrir la plaie de chairs molles et tièdes que la soumettre au contact plus ou moins irritant de la charpie ou de tout autre corps étranger? Il est bien difficile, pour ne pas dire impossible, de décider, *à priori*, de l'impossibilité de la réunion immédiate dans le plus grand nombre des cas, nouvelle raison de la tenter et de l'adopter comme méthode générale de traitement, à laquelle on restera fidèle tant qu'il n'existera aucune contr'indication.

Voici, selon nous, quelle est la manière la plus sûre de procurer la réunion immédiate des plaies, que nous avons des premiers adoptée, et dont, jusqu'à ce jour, nous avons été l'un des plus ardens promoteurs. D'abord il importe de faire la section des chairs et des os le plus nettement possible, de manière à ce que la surface du moignon soit parfaitement égale; et pour cela on se sera servi de cou-

teaux bien tranchans, qu'on aura fait agir par
traction et non par pression. Les tissus ainsi
divisés avec le moins de résistance et de dila-
cération possible, n'ont éprouvé que le degré
d'irritation nécessaire à l'inflammation adhésive. En second lieu, on aura lié avec soin les
plus petites artères, et pour cela on aura commencé par le vaisseau principal du membre,
parce que, outre qu'il est celui dont l'hémorragie est la plus redoutable, l'artère principale et ses plus grosses branches étant liées
et la compression jusque-là exercée étant in-
terrompue, le sang qui s'élance dans le moignon ne pouvant trouver dans ses principaux
canaux un libre cours, se jette en plus grande
quantité dans les collatérales, de manière à
jaillir, et par là rendre évidentes et faciles à
lier des artérioles qui eussent sans cela échappé
aux recherches de l'opérateur. Il vaut mieux
lier plus que moins, et la gloire puérile d'a-
chever un peu plus tôt l'opération ne saurait
être mise en balance avec les inconvéniens
qu'entraîne l'omission de quelques artérioles
dont on croirait pouvoir impunément négliger
la ligature. Resserrées par le spasme qu'occa-

sionne le contact des instrumens et de l'air, elles ne laissent pas échapper une seule goutte de sang; mais le malade remis dans son lit, et la circulation venant à se ranimer, une couche de sang s'interpose entre les surfaces mises en contact, et, pour peu qu'elle ait d'épaisseur, ce caillot en empêche la réunion.

Pour éviter ou pour modérer du moins le suintement nuisible à l'agglutination immédiate, il convient encore d'appliquer à nu sur la partie du membre conservée, une bande roulée, laquelle exerçant une pression modérée, présente encore l'avantage de soutenir les chairs et d'empêcher leur rétraction consécutive. Enfin, comme tout excès d'inflammation ainsi que tout saignement un peu considérable peuvent, en rendant la suppuration inévitable, s'opposer à la réunion immédiate, on a encore proposé divers moyens pour l'assurer.

Comme elle est impossible dans les points de la surface de la plaie, occupés par les ligatures, on a diminué, autant que possible, le volume de ces dernières, et l'on n'a embrassé que les artères elle-mêmes, évitant avec soin de comprendre avec elles les nerfs dont elles sont ordinairement accompagnées et dont la constriction douloureuse est surtout une cause d'accidens, si l'on n'a pas l'attention de serrer la ligature avec une telle force que le nerf soit à l'instant désorganisé dans le point sur lequel le fil est appliqué; un seul fil ciré rond et mince suffit à étreindre les vaisseaux du plus gros calibre, surtout si l'on a l'attention de n'embrasser que l'artère et si le fil est de bonne qualité. Ici, comme dans l'opération de l'anévrisme, l'on a moins à craindre les hémorragies consécutives que si l'on employait de larges ligatures. Toutefois il est impossible qu'un paquet de fil ne reste entre les lèvres de la plaie récente; seulement on le place dans l'angle le plus déclive, de manière à ce qu'il soit une sorte de filtre le long duquel s'écoule la suppuration qu'occasionne sa présence. Il occupe peu d'espace, car on a eu soin de réduire sa grosseur de moitié, en coupant près du vaisseau l'un des deux brins de chacune des ligatures. Les couper tous deux près du nœud qui embrasse l'artère, et laisser celui-ci dans l'épaisseur du moignon, à la surface duquel on applique les lambeaux que des emplâtres agglutinatifs maintiennent réunis, occasionne constamment des abcès consécutifs par lesquels la guérison définitive est de beaucoup retardée. Vainement a - t - on cherché à faire les ligatures avec de la soie ou mieux encore de la corde à boyau, substance animale susceptible de se décomposer et d'être ensuite absorbée. Les ligatures, ainsi abandonnées au milieu des chairs réunies, ont toujours provoqué des inflammations plus ou moins vives, suivies d'abcès consécutifs nécessaires pour leur élimination.

Pour favoriser la réunion immédiate des plaies à la suite de l'amputation des membres, on a été jusqu'à proposer de ne réunir les surfaces que plusieurs heures après l'opération, tenant jusque - là le moignon arrosé avec de l'eau à la glace, de manière à prévenir tout suintement, sans songer que cet excès de précaution devient nuisible. Les réfrigérans provoquent une réaction inflammatoire et suppurative. Nulle température n'est plus favorable à l'inflammation adhésive que ne l'est la chaleur naturelle des chairs conservées, de même qu'aucun contact n'est plus doux pour les surfaces rapprochées. Écartez avec soin toute cause nouvelle d'irritation; par l'effet d'une irritation modérée, dans les tissus divisés, le suintement d'une lymphe plastique déterminera l'adhésion mutuelle partout où il n'y aura interposition d'aucune substance étrangère; en quatre ou cinq jours la réunion sera complète, excepté dans les points occupés par les ligatures; mais ce léger suintement, qu'entretient leur présence, n'entraîne aucune réaction fébrile, et n'empêche point les malades de se regarder comme guéris et de quitter le lit même avant la chute complète des ligatures.

Qu'on ne s'étonne point de cette multitude de précautions prises dans la vue d'obtenir la réunion immédiate des plaies qui succèdent à l'amputation des membres; outre les avantages d'une guérison prompte et de pansemens à peu près exempts de douleur, il est souvent du plus haut intérêt de l'obtenir. Tel serait, par exemple, le cas d'un malade réduit au dernier degré du marasme, en sorte qu'il fournirait difficilement aux frais d'une longue

suppuration, celui d'une épidémie de pourriture d'hôpital dans lequel on voudrait mettre
les surfaces saignantes autant que possible à
l'abri du contact de l'air, etc., etc. Accompagnée de tant d'avantages, la réunion immédiate n'entraîne aucun inconvénient. Les abcès
consécutifs ne sont, quoi qu'on en ait dit, pas
plus fréquens que dans l'ancienne méthode,
ni les hémorragies plus fâcheuses. Ce dernier
accident, il est vrai, rend la réunion impossible, soit en détruisant la disposition adhésive,
soit en interposant entre les surfaces un épais
coagulum ; mais il est facile de les faire cesser,
soit en liant de nouveau l'artère d'où le sang
coule avec abondance, soit en plaçant la ligature
à quelques pouces au-dessus du moignon, sur
le vaisseau principal du membre, si c'est lui
qui fournit le sang, et si, plusieurs jours s'étant
déjà écoulés depuis l'amputation, la réunion
est effectuée dans la plus grande partie de la
plaie. La dénudation des os est plus sûrement
empêchée par le moyen de la réunion immédiate ; car en suivant cette méthode l'on n'a
point à craindre la rétraction consécutive. On
peut la tenter et l'obtenir à tout âge ; en effet

si d'une part la plasticité du sang rend l'adhésion plus facile chez les jeunes sujets, la réaction inflammatoire, moins vive chez les vieillards, amènera moins souvent la suppuration.
Enfin, la réunion immédiate est souvent obtenue contre toute attente. C'est ainsi qu'après
des amputations où, la ligature des vaisseaux
ayant été laborieuse, nous avions été obligé
de placer avec l'aiguille une ou deux ligatures médiates, nous avons vu la réunion par
première intention s'effectuer bien qu'inespérée. D'autres fois une légère hémorragie
avait eu lieu; mais le sang trouvant plus de
facilité à s'écouler le long des ligatures qu'à
écarter les bords de la plaie médiocrement
serrés, la réunion s'opérait encore dans la
plus grande partie de la surface du moignon.

Le sens dans lequel se fait le rapprochement
des lèvres de la plaie qui succède à l'amputation d'un membre peut encore favoriser la réunion immédiate, et par conséquent y mettre
obstacle. Que toujours un angle de la plaie,
celui dans lequel le paquet des ligatures se
trouve placé, en occupe l'endroit le plus déclive, en sorte que leur propre poids suffise

pour diriger de ce côté les humidités, produit d'un suintement inévitable.

C'est d'après cette maxime que j'ai cru devoir changer l'ancien précepte de réunir d'avant en arrière, après l'amputation circulaire de la jambe, sous prétexte que ce membre a plus d'épaisseur en travers que d'avant en arrière. La différence est en réalité à peu près nulle entre son diamètre transversal et son diamètre postérieur. Bien plus, après l'amputation de la jambe, la petite portion du péroné conservée se rapproche du tibia, et c'est bien évidemment d'avant en arrière que l'épaisseur du moignon est le plus considérable. Aussi je réunis constamment de dehors en dedans et un peu obliquement d'arrière en avant, de manière que l'angle saillant du tibia se trouve correspondre précisément à l'angle antérieur de la plaie, et ne détruise point la peau comme il arrive trop souvent lorsqu'on réunit d'avant en arrière. Pour obvier à cet inconvénient très grave, et si facile à éviter en réunissant de dedans en dehors, M. Béclard avait imaginé d'écorner le tibia en faisant la résection de la saillie angulaire, au moyen de quelques traits de scie.

Pour ne rien omettre de tout ce qui est relatif aux perfectionnemens réels qu'a éprouvés,
de nos jours, la partie de l'art relative aux
amputations, nous terminerons cet article
en indiquant les modifications apportées par
MM. Boyer et Béclard à l'amputation du
premier os du métacarpe, pratiquée dans la
continuité de cet os. Cette amputation, préférable, comme l'avait dit Ledran, à l'extirpation du même os, à raison de l'épaisseur du
premier os cunéiforme, lequel s'oppose à
l'exacte application du lambeau interne, doit
être faite en sciant l'os obliquement, comme
M. Boyer l'enseigne et comme je l'ai pratiqué
bien des fois; l'on applique alors commodé-
ment le lambeau à la surface de l'os scié en
biseau. Comme ce lambeau peu épais couvre
mal la surface saignante, M. Béclard proposait de tailler obliquement deux lambeaux,
l'un supérieur et l'autre inférieur, puis d'en
recouvrir l'os, également scié en bec de flûte.
Ces derniers perfectionnemens pourront paraître de peu d'importance aux personnes
étrangères à la Chirurgie; mais la partie de
l'art relative aux amputations, nous a été

transmise tellement enrichie par les travaux des derniers siècles, et spécialement par ceux des membres de l'Académie royale de Chirurgie, qu'on a lieu d'être surpris que nos contemporains trouvent encore à glaner dans ce champ épuisé par tant de moissons abondantes.

§ XXVIII.

ABLATION DES CANCERS.

La plupart des opérations qui consistent dans le retranchement d'une partie nuisible à l'existence de l'individu, le plus grand nombre des ablations est nécessité par l'existence des affections cancéreuses, lésions organiques rebelles à tout autre remède. Mais cette affection inconnue dans sa nature intime et dans la manière d'agir de ses causes prochaines, maladie contre laquelle le régime de vivre et les médicamens ne jouissent d'aucune efficacité bien évidente, est-elle susceptible d'une curation chirurgicale? Les cancers peuvent-ils être considérés, dans certains cas, comme

une affection purement locale et dont la guérison est possible, en enlevant la partie affectée? Enfin, dans le cas où cette dernière
question serait résolue par la négative, doit-
on renoncer à la pratique de cette multitude
d'opérations récemment imaginées ou perfec-
tionnées, et qui ont pour but l'ablation des
cancers? Voilà autant de problèmes qui méri-
tent de nous occuper, et dont la solution
paraîtra, sans doute, d'une importance extrême; car l'on peut bien dire que le tiers,
peut-être, des opérations sanglantes de la
Chirurgie, consiste en des opérations de ce
genre.

Vers le milieu du siècle dernier, Alexandre
Monro, professeur d'Édimbourg, et derniè-
rement un de nos collègues, M. le professeur
Boyer, ont émis la doctrine que les cancers
devaient être regardés comme une maladie
incurable, et que leur ablation chirurgicale
était constamment suivie de la récidive. Je
puis ajouter mon témoignage à celui de ces
deux praticiens, étayant mon opinion d'un plus
grand nombre de faits encore; car sur plus de
trois cents opérations de cancers des mamelles,

des testicules, de la verge et des lèvres, je ne saurais citer qu'un très petit nombre de cas où la guérison ne s'est point démentie ; et lorsque sur vingt-cinq opérés un seul à peine échappe au retour de la maladie, est-il bien sûr qu'il était atteint d'une affection véritablement cancéreuse ? Les cancers dont on s'applaudit d'avoir procuré la guérison radicale, n'étaient-ils pas de simples engorgemens chroniques ? On sent de suite combien la détermination des caractères propres aux cancers est importante.

Le cancer présente un tissu morbide particulier, mais qui ne s'offre pas toujours sous le même aspect. En effet, bien que l'apparence lardacée soit celle sous laquelle il se présente le plus souvent, on le voit quelquefois semblable à une sorte d'éponge sanguine, à la substance du cerveau, ou bien encore à une lie noire et demi-fluide. Ces deux derniers états du tissu cancéreux ont été désignés par les termes de *mélanoses* et *d'encéphaloïdes*. Quelle que soit la forme du cancer, il altère si complètement et si profondément les organes où il a son siége, qu'il fait disparaître leur texture primitive, les convertit en substance cancéreuse, et rend semblables, entre elles, les parties dont l'organisation est la plus différente. C'est ainsi qu'il serait impossible de distinguer d'où proviennent des portions cancéreuses enlevées au cerveau, aux mamelles, aux testicules, à un os ou à tout autre organe, tant la maladie les a rendues semblables les unes aux autres, malgré la nature si diverse de ces organes.

Un second fait général dans l'histoire du cancer, est sa double origine; tantôt il est produit par l'altération d'un tissu préexistant dont l'organisation primitive est remplacée par l'état cancéreux, d'autres fois il s'établit spontanément au sein des parties vivantes, sans que leur organisation paraisse d'abord participer à la maladie. C'est ainsi que des tubercules cancéreux naissent et se développent spontanément dans l'intervalle des lobes de la glande mammaire au milieu des graisses qui les unissent, étrangers dans leur principe aux tissus que bientôt ils doivent envahir.

D'autre part, consécutif ou spontané, le cancer occasionne bientôt des douleurs lanci-

nantes dont le caractère annonce la nature de
ce mal redoutable d'une manière presque aussi
certaine que l'examen anatomique des parties
cancéreuses, après qu'on en a fait l'ablation.
Une fluxion s'établit autour de ce noyau
douloureux s'étendant bientôt et se compli-
quant d'une inflammation ulcérative, dont
les progrès conduisent les malades à la mort
à travers tous les accidens du marasme et de la
fièvre hectique.

Enfin, l'ulcération de la partie cancéreuse
n'est pas toujours consécutive ; il est une classe
nombreuse de cancers commençant par l'ulcération superficielle des tissus, qui se durcissent et éprouvent la dégénération cancéreuse au-dessous de l'ulcération ; mais il ne
convient pas de faire la pathologie du cancer
dans un ouvrage principalement consacré à
l'histoire des progrès d'une portion de la
thérapeutique. Toutefois, nous devons dire
encore que la question de savoir si le cancer
est constamment une affection locale à l'époque de son apparition est loin d'être décidée,
et ne le sera pas de sitôt. En effet, si, chez
plusieurs individus, un engorgement cancé-

reux se manifeste au milieu de la santé la plus
florissante, et si chez eux, d'abord local, du
moins en apparence, le mal s'étend et se gé-
néralise suivant une progression observable;
il en est chez lesquels les signes généraux de
la diathèse cancéreuse précèdent l'affection
locale. L'hérédité bien constatée du cancer est
surtout favorable aux partisans de l'opinion
des personnes suivant lesquelles cette maladie
est toujours le résultat d'un vice général des
humeurs et des solides. Il est inutile de
prouver longuement que l'adoption de cette
dernière opinion relative aux cancers ferait
rejeter, comme inutiles, tous les procédés
chirurgicaux jusqu'à présent imaginés pour
leur destruction.

La récidive des affections cancéreuses est
d'autant plus assurée et d'autant plus prompte
que l'affection était plus ancienne et occupait
une étendue plus considérable; il est également avéré que l'affection cancéreuse une fois
établie, rien ne peut la faire rétrograder;
aucun moyen diététique ou pharmaceutique
n'est capable de rétablir l'organe dans sa
structure intime et de le rappeler à sa texture

14

primitive, état normal remplacé par l'état cancéreux, c'est-à-dire par une substance nouvelle douée d'une organisation particulière, dans laquelle tout diffère essentiellement, propriétés, couleur, densité, structure. Le petit nombre de guérisons solides et durables obtenues par l'ablation des parties affectées de cancer suffit-il pour nous décider à pratiquer ces opérations? La question nous semble devoir être résolue par l'affirmative. Ce n'est point ici le cas de se conformer à l'axiome, partout ailleurs si sage et si philosophique : *dans le doute abstiens-toi.* Des considérations plutôt morales, il est vrai, que médicales nous prescrivent la conduite que nous devons suivre.

Bien convaincu que l'ablation du cancer sera inévitablement suivie de sa récidive, le chirurgien doit-il s'abstenir de toute opération chirurgicale, se borner à de simples palliatifs et bercer les malades de l'espoir d'une guérison chimérique? Telle est l'opinion de quelques médecins; mais trop éclairés sur une chose pour eux si importante, et bientôt convaincus de l'inefficacité des remèdes employés,

on voit les malades recourir à d'autres conseils, invoquer des secours plus efficaces; et
qui voudrait les détourner des moyens extrêmes, ou n'en serait point écouté, ou les livre-
rait infailliblement au désespoir. C'est surtout
pour les dérober à cette terrible extrémité
que nous croyons le chirurgien autorisé à
opérer, à l'exception des cas où, la guérison
étant évidemment impossible, l'opération ne
ferait que rendre la situation des malades plus
déplorable encore et hâter la fin de leur triste
existence.

La guérison est le plus souvent douteuse et
la récidive presque certaine; mais la plaie résultant de l'opération se cicatrise dans le plus
grand nombre des cas, et il n'est point vrai,
comme on l'a dit, que le mal, exaspéré par
cette tentative, sévisse avec plus de férocité,
en sorte que la fin des malades en soit évidemment hâtée. Il n'existe aucun signe de
l'affection cancéreuse générale; le mal paraît
borné, son entière ablation est possible : la
rechute sans doute est à craindre; mais si l'affection, comme il arrive souvent, ne se reproduit qu'au bout d'un certain nombre d'an-

nées, les malades doivent à la Chirurgie le bienfait d'une existence prolongée, et que d'atroces douleurs auraient abrégée ou rendue insupportable.

Le petit nombre de succès réels et solides obtenus du traitement chirurgical des cancers, ne doit donc point nous décourager; et dans le nombre presque infini des variétés sous lesquelles ces maux peuvent s'offrir, il est deux espèces de cancers où la destruction du mal est plus rarement suivie de sa reproduction, dans lesquelles du moins celle-ci est ordinairement plus tardive. Ce sont les cancers superficiels, ceux dans lesquels l'ulcération carcinomateuse de la peau ou des membranes muqueuses, précède la dégénérescence des tissus sous-jacens; et aussi les cancers enkystés, même les plus volumineux. Je crois être le premier qui ait signalé cette variété des cancers mammaires dans laquelle la masse cancéreuse est enveloppée d'une poche ou kyste cellulaire dans lequel elle est contenue comme dans un sac. Cette poche cellulaire semble garantir de son influence les tissus voisins; aussi la récidive est-elle bien moins à craindre que dans les cancers à pattes, où la masse cancéreuse, au lieu d'être renfermée et isolée, se prolonge en divers sens, par un grand nombre d'appendices semblables aux pattes d'un crabe ; disposition d'où a été tiré, comme on sait, le nom de la maladie.

Les signes de l'infection cancéreuse générale, la certitude d'exaspérer le mal et de faire une plaie qui, ne se cicatrisant point, épuisera le malade et le conduira à une mort plus ou moins prompte, contre-indiquent toute opération. C'est ainsi que certains carcinomes du visage, dans lesquels les deux mâchoires sont entreprises, les chairs adhérentes aux os et les limites du mal non déterminées, attaqués avec le couteau et la scie, nécessitent la destruction d'une grande partie de la face ; de là résulte une plaie vaste et hideuse dont la suppuration entraîne, au bout de quelques semaines, les malades à la tombe. Plus de trente malades, admis à l'Hôtel-Dieu, depuis une vingtaine d'années, ont été traités de cette manière ; tous, sans exception, sont morts des suites de l'opération ; aucun n'a échappé. La résection non de la face, mais seulement de la mâchoire inférieure, dans des cas de cancer adhérent à cet os, a été tentée deux fois à l'hôpital Saint-Louis; les malades ont succombé au bout de deux mois, épuisés par l'abondance de la suppuration et la perte de la salive. Un de nos collègues a, comme nous le dirons, pratiqué avec succès la résection de la mâchoire inférieure pour une tumeur fongueuse d'un caractère suspect, sorte d'épulide que la cautérisation actuelle aurait, peut-être, réussi à détruire; mais les parties molles étaient saines, et de ce qu'un individu, sur un si grand nombre de victimes, n'a pas succombé, faut-il, sur un cas unique, établir des préceptes chirurgicaux? autant vaudrait, parce que de cent personnes jetées par les croisées d'un second étage, une seule a tombé saine et sauve dans la rue, dire que désormais pour sortir d'un appartement les portes et les escaliers sont inutiles!

Il résulte de ces considérations préliminaires que la guérison des cancers, par l'opération chirurgicale, n'est point radicale dans le plus grand nombre des cas, et doit néanmoins être tentée toutes les fois que l'étendue de l'affection locale et les signes non équivoques de l'infection cancéreuse générale n'y mettent point obstacle; mieux vaut un remède douteux qu'une mort certaine. Tel est le sentiment des malades, partagé par les chirurgiens d'autant plus entreprenans qu'ils sont plus jeunes et que leur ardeur a été tempérée par moins de revers. Ce sont de jeunes professeurs de Chirurgie qui, de nos jours, en France, en Angleterre, en Allemagne, ont essayé l'extirpation de cancers que leur situation semblait mettre hors de la portée des instrumens. C'est par leurs efforts, inspirés par l'ardeur et soutenus par la confiance de leur âge, que des cancers, réputés jadis inaccessibles, ont été poursuivis jusque dans la profondeur des plèvres et l'excavation du bassin; tentatives hardies qu'a rarement couronnées un succès durable. Mais la faute n'en est point à l'art, dont les bornes ont, comme on va voir, été évidemment reculées.

L'extirpation complète de la parotide cancéreuse était presque impossible avant que la ligature de l'artère carotide externe fût devenue une opération facile et, pour ainsi dire, vulgaire. En effet, l'ablation entière de ce corps glanduleux supposait la lésion du tronc artériel, blessure grave et presque nécessairement mortelle lorsqu'on ignorait l'art d'en prévenir les suites en faisant la ligature du vaisseau derrière et au-dessous de l'angle de la mâchoire inférieure. Rassuré contre le danger de l'hémorragie, le chirurgien pratique alors, avec sécurité, l'éradication totale de la glande.

_ Le grand nombre des cancers, ulcères ou boutons chancreux des lèvres, et spécialement de la lèvre inférieure, reçus chaque année à l'hôpital Saint-Louis, m'a suggéré l'idée d'un nouveau procédé pour leur extirpation; les succès que j'ai obtenus de son emploi, et les conseils de plusieurs de mes confrères, m'ont engagé à le faire connaître dans l'Annuaire des hôpitaux (1).

Jusqu'à ces derniers temps, la seule méthode usitée pour l'extirpation des cancers aux lèvres consistait à circonscrire la partie malade, au moyen de deux incisions obliques qui, réunies à angle aigu au-dessous d'elle,

______

(1) Paris, 1819, tome 1er, in-4°.

la comprenaient dans un lambeau triangulaire
dont on faisait l'ablation; après quoi l'on réu-
nissait les bords de la plaie par quelques points
de suture entortillée. Cette opération à laquelle
on emploie le bistouri pour enlever la tumeur, et des aiguilles pour réunir les lèvres
de la division, quoique d'une exécution facile, est assez longue et très douloureuse. La
guérison qu'elle procure n'est pas exempte de
difformité, aux cas surtout où l'on a été obligé
d'emporter la plus grande partie de la lèvre.
On hésite à pratiquer une semblable opération, dans les cas d'ulcérations superficielles
des lèvres, lorsque la maladie s'étend à peine
au-delà de leur bord libre. Le cautère actuel
et les caustiques que l'on peut substituer alors
à l'opération sanglante, manquent presque
toujours leur effet, et souvent même aggravent le mal. Le fer rougi à blanc effraie la plupart des malades, et il en est peu qui puissent
endurer l'application assez prolongée du cautère pour que le tissu affecté soit entièrement
consumé, destruction complète absolument
indispensable au succès de l'opération. D'un
autre côté, il est difficile de fixer sur le bord

libre et mobile des lèvres la poudre ou p te arsenicale, qui, de tous les caustiques, est le mieux approprié au traitement des cancers du visage : le malade court le risque d'être empoisonné s'il en avale quelque parcelle ; la salive qui bientôt détrempe l'appareil en émousse l'activité ; le cancer, imparfaitement détruit, s'exaspère et jette des racines plus profondes.

L'ablation du cancer aux lèvres, au moyen de ciseaux courbes sur leur plat, est un procédé si simple et tellement expéditif, qu'on aurait lieu de s'étonner qu'on n'y ait pas eu recours, si l'on ne savait que dans le dernier siècle, l'Académie royale de Chirurgie avait en quelque sorte proscrit les ciseaux dans la pratique des opérations chirurgicales. S'il fallait en croire plusieurs de ses plus illustres membres, cet instrument aurait le désavantage de couper moins nettement que le bistouri, de contondre les tissus qu'il divise, de figurer à la surface de la section un double talus, résultat inévitable de la manière dont les deux branches agissent ; mais tous ces inconvéniens si longuement détaillés et sur lesquels le célèbre Louis, entre autres, s'étend avec tant de complaisance, s'évanouissent entièrement dans la pratique. Sans doute ces reproches faits aux ciseaux seraient fondés, si nos tissus étaient comparables à des substances inertes, et si les chairs, semblables à du bois ou à des métaux, conservaient exactement les traces de l'instrument qui agit sur elles; mais, molles, extensibles, saignantes et palpitantes sous le fer qui les divise, elles obéissent aux propriétés dont elles sont animées, et l'aspect de la plaie indique à peine la nature du corps qui l'a faite. Des ciseaux courbes, dont les lames sont courtes, fortes et bien évidées, emportent, d'un seul coup, les cancers aux lèvres, même volumineux; et quand la tumeur est si considérable qu'on ne peut l'exciser d'un seul coup, l'opération est néanmoins achevée en quelques secondes. Le mal enlevé, on lie avec un fil ciré les deux artères labiales; après quoi l'on applique, sur toute la surface de la plaie, un morceau d'agaric. Un plumasseau de charpie et quelques compresses longuettes complètent l'appareil, que l'on fixe au moyen d'un bandage en fronde.

A la levée du premier appareil, qui se fait
au troisième ou quatrième jour, on trouve la
suppuration établie et la plaie déjà rapetissée.
L'inflammation en a diminué la surface ; la
peau et la membrane muqueuse de la bouche
se sont rapprochées ; et lorsqu'au bout de dix
à douze jours la guérison est achevée, une
cicatrice linéaire indique le lieu de leur réunion. La couleur rouge du tissu de la lèvre se
laisse apercevoir au travers de cette cicatrice,
et la difformité est à peu près nulle, surtout
si l'on a eu la précaution de tailler en croissant alongé le lambeau des parties molles.
J'ai montré, dans le temps, à mes confrères
MM. Béclard, Breschet, J. Cloquet et Ribes,
venus à l'hôpital Saint - Louis pour assis-
ter à une opération insolite, un malade
auquel j'avais enlevé la totalité de la lèvre
inférieure, en allant d'une commissure à l'autre : l'ablation était à peine apercevable. Cependant, au moment même de l'opération,
l'aspect du malade était hideux ; et, si j'avais
eu moins l'expérience des ressources de la nature dans des cas semblables, j'aurais craint
que la mâchoire ne restât à découvert, et que

la salive s'écoulant involontairement de la bouche, le malade ne fût mort d'épuisement. L'étendue du cancer m'avait obligé à détacher préliminairement la lèvre, en incisant la membrane interne de la bouche, à l'endroit où elle se porte de la lèvre à la mâchoire inférieure. A la levée du premier appareil je vis avec satisfaction que cette partie de la lèvre avait remonté; puis, cédant à l'action organique des tissus, elle couvrit par degrés le bord alvéolaire inférieur et les dents qui le garnissent. Pour obtenir la guérison avec le moins de difformité possible, il importe de prolonger les branches du croissant que représente la plaie, lors même que le bouton chancreux n'occupe qu'un point limité du bord libre des lèvres.

Je crois donc, fondé sur l'expérience, pouvoir établir en principe que les ciseaux courbes sont préférables au bistouri, et suffisent pour l'extirpation de toutes espèces de cancers aux lèvres. J'en excepte seulement ceux où l'étendue du mal est telle, que l'on serait obligé de faire la résection de l'os; mais alors l'engorgement des glandes lymphatiques voisines, ou les signes de l'infection cancéreuse générale, contre-indiquent le plus souvent l'opération. Dans ces cas, on est obligé de se servir du bistouri pour détacher les parties molles, et de pratiquer la suture pour réunir les bords de la division.

Les cancers de la mâchoire inférieure naissent rarement de l'os lui-même; presque toujours ils s'y sont étendus par l'adhérence des parties molles d'abord cancéreuses : d'autres fois c'est du tissu des gencives que s'élève l'excroissance, cancéreuse dans son origine, ou l'étant devenue consécutivement par suite de l'application imprudente et réitérée des cathérétiques. Cependant la substance osseuse elle-même peut leur donner naissance; mais, nous le répétons, ces cancers, nés primitivement de l'os mandibulaire, sont certainement les moins communs.

Quoi qu'il en soit, la résection de la portion de la mâchoire d'où s'élève la fongosité cancéreuse, ou bien à laquelle adhèrent les parties molles primitivement affectées de cancer, peut être substituée avec avantage à l'emploi du cautère actuel, de la rugine et des autres moyens à l'aide desquels on effectuait jadis la destruction de la portion malade de l'os.

En effet, la portion d'os brûlée s'exfolie avec lenteur ; et, dans les cas où le mal ne reparaît point, le traitement se prolonge d'une manière fatigante. Si l'on a ruginé l'os, quoiqu'on ait enlevé la plus grande partie de son épaisseur, le cancer repullule de la portion d'os conservée. M. le professeur Dupuytren a le mérite d'avoir le premier assujetti à des règles, et pratiqué avec succès, il y a douze années environ, l'opération dont il s'agit. Répétée depuis, elle n'a point obtenu la même réussite, parce qu'une condition à peu près indispensable, c'est l'intégrité des parties molles dont la mâchoire inférieure est couverte, ou du moins l'absence de tout germe cancéreux dans ces parties. En supposant donc les parties molles parfaitement saines et le cancer exclusivement borné à l'os de la partie alvéolaire duquel s'élève une fongosité cancéreuse libre d'adhérences avec les parties voisines, on commence par détacher les parties molles du corps de la mâchoire vis-à-vis la tumeur, en pratiquant une incision longitudinale qui, du bord libre de la lèvre inférieure, descend jusqu'au niveau de la saillie thyroïdienne. Pour isoler complètement la partie d'os malade, on incise en dedans la membrane de la bouche ; on coupe le muscle mylo-thyroïdien qui seul s'attache le long de la face interne du corps de l'os, dans la portion qu'il s'agit d'enlever ; on glisse au-dessous une plaque de carton ; puis avec une petite scie à main on enlève, par deux traits de scie, la portion quadrilatère d'où naît la tumeur, qui ne se reproduit point, car on a eu l'attention de ne scier de chaque côté que dans les parties d'os parfaitement saines.

La tumeur ainsi enlevée avec la portion d'os d'où elle prenait naissance, on rapproche et l'on ajuste les deux portions restantes ; on y applique le large lambeau des parties molles et saines qu'on a fabriqué aux dépens des chairs et des tégumens qui couvrent l'os et la partie latérale et supérieure du col. Les emplâtres agglutinatifs, aidés du bandage unissant, suffisent à cette réunion. Le mécanisme de la réunion et le traitement sont les mêmes qu'à la suite des fractures compliquées. Nous n'hésitons pas à proclamer ce mode de résection de la mâchoire inférieure, dû à

M. Dupuytren, comme un procédé réellement
ingénieux et nouveau, bien que les cas d'y recourir avec avantage soient infiniment rares,
car il ne peut réussir que dans les cancers bornés
à l'os. Il faut même que l'étendue du mal n'oblige
point à enlever une trop grande partie de la
mâchoire. Si le corps tout entier est emporté,
comme je l'ai fait sur deux malades, il est impossible de rapprocher les branches de l'os, la
plaie ne se ferme point et les malades périssent
au bout de quelques mois, épuisés par une
suppuration abondante, mais surtout par la
perte continuelle de la salive et l'impossibilité
de s'alimenter convenablement, car ils ne
peuvent vivre que de bouillies; la mastication
est devenue impossible et la déglutition très
pénible, la langue et le larynx ne tenant plus
au menton par suite de la section totale des
muscles implantés à l'apophyse géni. Le spectacle de ces malheureux est si déplorable, que
l'on doit renoncer à la résection de la mâchoire toutes les fois que les parties molles
sont malades, et qu'il est impossible de les
réunir immédiatement après l'ablation de la
portion d'os affectée.

La résection des côtes n'avait jamais été tentée (1), et jusqu'à nos jours les opérateurs les plus entreprenans s'étaient bornés à ruginer et à cautériser ces os, lorsqu'en pratiquant l'extirpation des tumeurs cancéreuses de la poitrine, ils trouvaient que l'affection allait jusque là. Aucun chirurgien n'avait admis la possibilité d'exciser la plèvre malade : une large ouverture avec perte de substance, faite aux parois de la poitrine, semblait devoir être nécessairement suivie de la suffocation, d'un épanchement sanguin, ou de l'inflammation mortelle des organes vers lesquels l'air extérieur trouve alors un libre accès. L'observation suivante prouve que ces craintes sont au moins exagérées. Lue à l'Académie royale des Sciences le 27 avril 1818, elle a reçu une publicité qui m'oblige à la retracer dans tous ses détails.

---

(1) Un chirurgien d'Arezzo a publié, en 1820, l'histoire d'une résection des côtes, qu'il prétend avoir faite en 1813; mais il suffit de parcourir ce qu'il raconte à ce sujet, pour se convaincre que l'académicien *di Petrarca* s'est permis une pantalonnade ridicule.

M. Michelleau, officier de santé à Nemours, portait, depuis trois ans, sur la région du cœur, une tumeur cancéreuse, dont, au mois de janvier, un chirurgien du voisinage pratiqua l'extirpation. A la levée du premier appareil, un fongus sanglant parut au centre de la plaie : cautérisé à chaque pansement, il repullulait avec activité. Une seconde opération fut tentée; l'on pénétra plus profondément; après avoir mis les côtes à nu, on alla jusqu'à la plèvre : cependant de nouvelles fongosités se montrèrent, et se reproduisirent malgré les cautérisations répétées à l'aide desquelles on essaya de les réprimer. Désespéré de ne retirer aucun fruit de tant d'opérations si douloureuses, le malade vint à Paris vers la fin de mars, bien décidé à tout souffrir, dans l'espoir d'être délivré d'un mal horrible, et d'échapper à une mort inévitable.

A cette époque, un énorme fongus s'élevait de la plaie. De cette végétation brunâtre et mollasse suintait une sanie abondante, rougeâtre, et tellement fétide, qu'il était impossible de rester un quart d'heure auprès du malade sans renouveler l'air de l'appartement.

15..

Les douleurs néanmoins étaient modérées, il n'y avait ni sueurs ni diarrhée colliquative; et quoique tourmenté par une toux ancienne et habituelle, le malade, âgé de quarante ans, d'une complexion robuste, présentait les dispositions morales les plus encourageantes.

Dans cet état de choses, il fut décidé que l'on pratiquerait la résection des côtes, d'où l'on pensait que le cancer avait pris originairement naissance. Chargé de cette opération, je ne cachai point au malade que très probablement je serais obligé d'exciser une portion de la plèvre. Il n'hésita point de se soumettre à cette opération, dont on ne lui dissimula pas et dont il était capable d'apprécier toute la gravité.

Tout étant disposé, j'y procédai le 31 mars, encouragé dans cette entreprise hardie par l'assistance éclairée autant qu'active de plusieurs de mes confrères, qui voulurent bien m'aider de leur coopération. Le malade s'offrit de lui-même à l'instrument, refusant d'être contenu par les aides, et promettant une fermeté qui ne s'est pas démentie.

Je commençai par agrandir la plaie, en lui

donnant une forme cruciale : je découvris ainsi la sixième côte, qui me parut gonflée et rugueuse dans quatre pouces environ de sa longueur. Avec un bistouri boutonné, dont je conduisis la pointe le long de ses bords supérieur et inférieur, je coupai les muscles intercostaux; puis, avec une scie en tout semblable à une petite hache qui, au lieu de tranchant, aurait un bord dentelé (ce bord dentelé n'offrait pas plus de quinze lignes de longueur), je sciai l'os aux deux extrémités de la portion malade. Cela fait, je détachai de la plèvre le fragment ainsi isolé, en y employant une simple spatule : j'y trouvai une facilité inespérée, facilité qui provenait de l'épaississement de la membrane au-dessous de l'os, comme l'a prouvé la suite de l'opération.

La septième côte fut découverte dans la même étendue, isolée et détachée de la même manière, mais avec beaucoup plus de difficulté, et non sans un léger déchirement. La plèvre s'offrit alors évidemment malade, épaissie, fongueuse, et donnant naissance à la végétation dans l'espace qui séparait les deux portions des côtes enlevées. L'état cancéreux se prolongeait au-dessus de la sixième côte, en sorte que la membrane paraissait malade dans huit pouces carrés environ de son étendue. Ne point en faire l'excision, c'était laisser incomplète une opération qui durait depuis vingt minutes, et jusqu'à ce moment heureuse. Chacun des assistans s'arma d'un moyen capable d'arrêter l'hémorragie foudroyante que nous devions redouter au moment où je ferais la section des artères intercostales. J'excisai la plèvre avec des ciseaux à lames recourbées sur leur tranchant; et soit que la section opérée par cet instrument, qui coupe moins en sciant qu'en pressant, et froisse les tissus qu'il divise, eût déterminé la rétraction des vaisseaux, soit que le calibre de ceux-ci eût diminué par suite des cautérisations antécédentes, il ne coula pas une goutte de sang : mais à ce moment l'air extérieur fit irruption dans la poitrine, refoulant avec violence et comprimant le poumon gauche, qui, avec le cœur enveloppé du péricarde, se portait vers l'ouverture. Je cherchai, en y portant la main gauche, à modérer l'entrée de l'air, et à prévenir la suffocation, qui paraissait imminente, tandis qu'avec la main

droite j'appliquai sur la plaie une large compresse enduite de cérat. L'entrée de l'air fut
tout-à-coup empêchée par cette toile grasse,
assez large pour couvrir non-seulement la
plaie, mais encore tout le côté correspondant
de la poitrine. Je plaçai par-dessus un large et
épais plumasseau de charpie; je le recouvris
de quelques compresses, et soutins tout l'appareil avec un bandage roulé, médiocrement
serré.

L'anxiété et la difficulté de respirer furent
extrêmes durant les douze heures qui suivirent l'opération. Le malade passa la nuit entière assis sur son séant. Vers le matin, des
sinapismes appliqués à la plante des pieds et à
la face interne des cuisses, rendirent la respiration plus facile. Dès cet instant, le pouls se
releva, les forces se ranimèrent. Le malade
prit, pour toute tisane et pour tout aliment,
une infusion de fleurs de tilleul et de violettes
aromatisée avec quelques gouttes d'eau distillée de fleurs d'oranger, et sucrée avec le sirop
de gomme arabique. Trois jours se passèrent
ainsi; la fièvre était modérée, et l'oppression
assez forte pour priver le malade de sommeil.

Le premier appareil fut levé quatre-vingt-seize heures après l'opération. Le péricarde et le poumon avaient contracté adhérence avec le contour de l'ouverture quadrilatère, sorte de fenêtre pratiquée au-devant du cœur. L'adhérence, heureusement, n'était pas complète entre le péricarde et le poumon; car, du sixième au douzième jour, à la faveur de ce défaut d'adhérence, une sérosité abondante pût couler de la poitrine et ruisseler à chaque pansement. On peut évaluer à une demi-pinte environ la sérosité qui coulait par là dans l'espace de vingt-quatre heures. Au quinzième jour, cette sérosité, produit de l'inflammation des surfaces, cessa de couler, et au dix-huitième jour l'adhérence était achevée entre le poumon et le péricarde. L'air cessa dès-lors de s'introduire par la plaie, le malade pouvait se coucher sur ce côté, le sommeil et l'appétit se rétablirent dans leur intégrité.

La plaie, quoique pansée jusqu'alors avec un linge gras immédiatement appliqué à sa surface, diminuait rapidement et présentait le meilleur aspect. Au vingt-unième jour, on supprima le linge graissé, et l'on pansa comme une plaie simple cette surface couverte de bourgeons charnus, qui s'élevaient du poumon et du péricarde.

Le malade, qui faisait depuis quelques jours l'essai de ses forces dans un jardin attenant à la maison qu'il habitait, ne put résister à l'envie de parcourir en voiture les rues de la capitale. Une course de cinq heures, dans laquelle il visita l'École de Médecine, et se fit montrer les portions de ses côtes et de sa plèvre, déposées dans les cabinets de cet établissement, ne l'ayant aucunement fatigué, rien ne put l'empêcher de partir le vingt-septième jour après l'opération, et de retourner au lieu de son domicile, où il est arrivé heureusement, muni d'une plaque de cuir bouilli pour recouvrir là cicatrice, quand elle sera achevée.

Lorsque j'avais l'honneur d'entretenir en ces termes l'Académie des Sciences d'une opération chirurgicale dont les fastes de l'art n'offrent aucun exemple, opération nouvelle, commandée par la nécessité et justifiée par le succès, je n'ignorais point que ce succès pouvait n'être pas durable. L'opération avait

malheureusement été pratiquée à l'occasion
d'une maladie cancéreuse, et quel homme
ignore que dans ces sortes de maladies on est
exposé aux plus fréquens et aux plus cruels
retours? Le chirurgien de Nemours, revenu
dans ses foyers, et pansant lui-même sa plaie,
dont la tendance à la cicatrisation et les chairs
vermeilles le remplissaient d'espoir, vit, au
bout de quinze jours environ après son dé-
part de Paris, des bourgeons charnus, d'une
espèce équivoque, surgir du fond de la plaie,
et, tout effrayé, vint en poste les soumettre
à mon examen. Quoique indolentes, les fongosités me parurent de nature cancéreuse, et
je ne doutai point de la récidive du cancer,
qui, au bout de trois mois, a amené la mort
du malade, dont le courage héroïque méritait
un autre destin. On imagine bien que l'on me
rendit responsable de l'évènement, et que
plusieurs *très chers confrères,* qui sans doute
possèdent l'heureux secret de prévenir le cancer et d'en empêcher le retour, ameutèrent
contre moi la tourbe des folliculaires et des
gazetiers, espérant, mais en vain, que des
diatribes calomnieuses me feraient oublier

toute dignité, et descendre dans l'arène de la polémique avec de pareils adversaires.

Quoi qu'il en soit, il reste, je pense, solidement établi, et démonstrativement prouvé, que, considérées comme opérations, la résection des côtes et l'excision de la plèvre ont eu un plein succès sur le malade dont j'ai rapporté l'histoire, et je n'hésiterais point à les pratiquer pour toute autre maladie qu'une affection cancéreuse. Dans une hydropisie du péricarde, par exemple, existant sur un individu point trop affaibli par l'âge ou par la maladie, il serait, ce me semble, plus expédient et plus sûr de pratiquer une large fenêtre au-devant du cœur, et d'inciser sa poche remplie d'eau, alors mise à découvert, que de plonger au hasard la pointe d'un trois-quart, qui peut percer le cœur déplacé par l'effet de l'hydropisie. On pourrait se flatter d'obtenir, par ce procédé, la guérison radicale d'une maladie mortelle, avec d'autant plus de raison, qu'il suffit du contact de l'air pour décider l'inflammation adhésive des surfaces après l'évacuation du liquide, et qu'ici comme dans l'opération de l'hydrocèle, on ne serait

point obligé à injecter un liquide pour déterminer l'adhérence.

Si, dans l'ablation d'une tumeur cancéreuse, on prévoyait la nécessité d'une résection des côtes et de l'excision de la plèvre,
la presque certitude de la récidive devrait
engager à s'abstenir de ces opérations, à moins
qu'on n'eût affaire à un malade semblable à
celui qui nous a fourni l'occasion de les pratiquer, connaissant comme lui la nature de
sa maladie, son incurabilité, et prêt à tout
braver pour éloigner la perspective d'une
mort certaine.

Si le témoignage de ma conscience n'eût
point suffi pour me persuader que j'avais, en
pratiquant le premier la résection des côtes
et l'excision de la plèvre, tenté une chose
utile aux progrès de l'art, j'eusse obtenu cette
conviction des suffrages de plusieurs chirurgiens qui, en diverses contrées de l'Europe,
tiennent le sceptre de leur art, et des éloges
que m'ont donnés soit les commissaires nommés par l'Académie des Sciences, soit les ré-
dacteurs du premier et sans contredit du plus
recommandable de tous les journaux scien-

tifiques, l'*Edimburg Review*, qui a parlé dans le temps de la résection des côtes et de l'excision de la plèvre, sous le titre de *Richerand's Operation*.

L'amputation des testicules cancéreux, c'est-à-dire , l'opération du sarcocèle ou de la castration, a été récemment simplifiée par l'un de mes élèves les plus distingués, M. le docteur Aumont, chirurgien en chef de la maison militaire du Roi. Au lieu d'inciser sur la partie antérieure de la tumeur, M. Aumont relève les bourses et l'attaque par sa partie postérieure, la faisant sortir de même entre les lèvres d'une incision longitudinale qui présente l'avantage de ne point intéresser les artères scrotales ou honteuses externes, dont la ligature indispensable prolongerait la durée de l'opération ; en outre le pus s'écoule par son propre poids, il ne stagne point vers l'angle inférieur de la plaie comme il arrive souvent lorsqu'on suit le procédé ordinaire. Si l'on adopte ce procédé, on fera, également d'un seul coup, la ligature du cordon des vaisseaux spermatiques, en ayant soin de la serrer avec un degré de force tel que les nerfs soient à l'instant désorganisés, afin que l'irritation se propageant suivant leur trajet ne décide pas la formation d'abcès dans la fosse iliaque, comme il arriverait si une constriction modérée laissait subsister la sensibilité de la corde nerveuse. Le procédé de M. Aumont abrège donc non-seulement la durée de l'opération, mais accélère encore la guérison de la plaie qui succède à l'amputation du testicule cancéreux. Malheureusement il nous paraît seulement applicable aux cas où les bourses ne sont point ulcérées; c'est presque toujours en avant qu'existe l'adhérence et que s'ouvre l'abcès fistuleux; c'est de ce côté qu'on est obligé de pratiquer la double incision pour enlever avec le testicule cancéreux la portion des tégumens qui participe à l'affection.

Les carcinomes de l'utérus, naissant le plus souvent du col de cet organe, et procédant alors communément à l'instar des cancers cutanés du visage, c'est-à-dire, l'érosion ulcéreuse précédant la dégénération des tissus, Osiander, professeur à l'Université de Goëttingue, proposa, il y a vingt-cinq années, de faire la résection de cette partie, et pour cela imagina une

pince ou tenaille incisive qui saisit et retranche
d'un seul coup la partie malade saillante dans
le haut du vagin. Le procédé d'Osiander a depuis été mis en pratique, dans les diverses contrées de l'Europe, avec des succès variés. Des
médecins français y ont substitué avec avantage la cautérisation du col de l'utérus, faite
avec les précautions que nous aurons soin d'indiquer; mais il convient, avant tout, de dire
comment il est possible de s'assurer du véritable état de l'organe dont on se propose d'o-
pérer la résection ou la cautérisation. En effet,
des amputations du col de l'utérus ou, pour
mieux dire, du museau de tanche, ont été
faites pour de simples engorgemens inflammatoires chroniques, pour des cas de simple
alongement, sorte de végétation dont notre
savant collègue, M. le professeur Lallement,
chirurgien en chef de l'hôpital de la Salpétrière,
a montré, le premier, que cette partie était
susceptible chez les femmes dont les menstrues ont cessé; et rien de plus facile alors que
de concevoir la complète réussite d'une opération alors inutile, et la non-reproduction
d'un cancer qui n'existait point.

Le toucher seul ne suffit point pour constater l'engorgement, la dureté, l'ulcération du museau de tanche; des élancemens douloureux, un flux sanieux, semblable à de la lavure de chairs et fétide, ne sont pas même le signe infaillible du caractère cancéreux de la maladie; il faut encore examiner à la lumière et voir la partie malade. On y réussit par l'emploi d'un spéculum, gros tuyau conique en étain poli, dont notre confrère M. le professeur Récamier, a rappelé l'usage. Sa face interne, faisant l'office d'un réflecteur, éclaire d'une vive lumière le museau de tanche, lorsqu'on place une bougie à l'orifice inférieur du tuyau, lequel a, dans cet endroit, vingt-deux lignes de diamètre et seize lignes seulement vers son sommet, dans lequel est reçue la partie saillante du col, dont on fait ainsi parfaitement l'exploration.

L'introduction du spéculum préliminairement graissé avec du beurre frais ou du cérat doux, est plus facile qu'on ne le croirait d'après son calibre, principalement chez les femmes qui ont eu des enfans, et qui n'ont aucune ulcération soit à la vulve, soit dans

les parois du vagin. Le speculum introduit,
la femme étant couchée et placée de la même
manière que s'il s'agissait d'opérer un accouchement artificiel, le chirurgien confie le
manche de l'instrument à un aide, et porte
lui-même sur le museau de tanche, qu'il découvre en son entier, soit un pinceau auparavant trempé dans le nitrate de mercure,
soit un porte-crayon armé d'un morceau de
potasse caustique. Le canal métallique introduit dans le vagin sert encore à défendre les
parois du canal contre l'action corrosive de
ces médicamens. Pour que leur action soit
exactement bornée au museau de tanche,
avant de retirer le speculum, ce qu'on fait
seulement au bout de quelques minutes, et
après avoir suffisamment réitéré l'application
du caustique, on termine par des injections
d'eau tiède qui en enlèvent jusqu'à la
moindre parcelle. Enfin des injections émol-
lientes, des demi-bains seront prescrits après
qu'on aura retiré le speculum, dans la vue
d'obvier aux inconvéniens d'une irritation
excessive.

Elle serait trop forte si l'on essayait de détruire la totalité du museau de tanche en une seule application : il y faut donc revenir à plusieurs reprises et jusqu'à ce que toute la portion du tissu qu'on croit malade soit totalement consumée. Mais comment déterminer avec exactitude les limites du cancer? comment empêcher qu'il ne s'exaspère et ne jette de plus profondes racines à mesure qu'il s'irrite par l'effet des cautérisations répétées. Étaient-ce de vrais cancers, ces excroissances ulcéreuses du col de l'utérus que l'on dit avoir guéries de cette manière? La non-reproduction du mal n'atteste-t-elle pas qu'il n'avait pas encore revêtu ce fâcheux caractère?

L'excision du museau de tanche pratiquée à la faveur de la pince incisive d'Osiander, de ciseaux, de bistouris courbes ou de tout autre instrument analogue, se faisant d'un seul coup, n'a point l'inconvénient de ces irritations répétées. Un saignement abondant dégorge l'utérus, et le plus léger tamponnement, exercé par le moyen de l'agaric, suffit pour l'arrêter lorsqu'il devient trop considérable; mais lors même qu'il est possible d'emporter tout ce qui a déjà éprouvé l'altération cancéreuse, la récidive est ici à peu près infaillible comme à la suite de toutes les opérations de la même espèce ; et quand elle n'arrive point, il est presque certain qu'on s'était trompé sur la véritable nature du mal.

C'est toutefois un progrès bien réel qu'avoir osé porter sur le col de l'utérus soit l'instrument tranchant, soit les caustiques dont nos devanciers avaient fait une si heureuse application aux ulcères carcinomateux du visage, malgré l'opinion des anciens qui leur avaient donné pour nom le précepte de n'y point toucher : *Noli me tangere.*

§ XXIX.

DE QUELQUES AUTRES PERFECTIONNEMENS DE LA THÉRAPEUTIQUE CHIRURGICALE, ET DE L'INFLUENCE QU'ONT EUE SUR SES PROGRÈS LES NOUVELLES THÉORIES PATHOGÉNIQUES.

La contraction spasmodique et persévérante des muscles, soit aiguë, soit chronique, est quelquefois rebelle à tous les moyens diététiques ou pharmaceutiques, et réclame

16..

l'emploi des secours chirurgicaux. Tel serait, par exemple, un resserrement habituel du sphincter de l'anus, qui s'oppose invinciblement à la sortie des matières fécales et des gaz intestinaux. L'usage interne et topique des préparations opiacées, les bains, les saignées ne réussissant pas à le vaincre, on pratique avec avantage la section des muscles convulsés; elle résout le spasme comme par enchantement et fait cesser les intolérables douleurs dont il s'accompagne. C'est presque toujours l'ulcération superficielle, la gerçure des tégumens au pourtour de l'anus, qui donne naissance à l'état dont nous parlons, et dont M. le professeur Boyer a le premier, selon nous, indiqué le véritable remède. La cautérisation de la fissure, la dilatation progressive de l'ouverture inférieure du rectum, moyens vantés par quelques chirurgiens, nous ont paru d'un effet douteux, tandis que l'incision de l'anneau musculeux, pratiquée à l'aide d'un bistouri et d'une sonde cannelée ordinaires, sur l'endroit même où la fissure existe, est toujours suivie d'un plein succès.

On a voulu généraliser cette méthode et l'étendre, par exemple, aux cas de raideur convulsive de l'un ou de l'autre des muscles sterno - cléido - mastoïdiens. Une jeune fille avait un torticolis dépendant de cette cause, et l'un de mes confrères, glissant sous le muscle durci une sonde cannelée, l'incisa dans la plus grande partie de son épaisseur à deux pouces environ au-dessus de son attache à la clavicule. Il en résulta un soulagement momentané; quelques journaux vantèrent la cure comme complète, louèrent surtout l'originalité de la méthode. Un an après le mal durait encore, plutôt aggravé qu'amoindri. La jeune fille entra à l'hôpital Saint-Louis, où je pratiquai, pour la seconde fois, la section du muscle contracté; le soulagement fut instantané. L'usage continué des bains d'étuve et surtout la révolution menstruelle par son accomplissement ont achevé la guérison.

Les personnes qui ont puisé leur instruction dans les dictionnaires et pour qui tout livre, à l'exception de ceux imprimés depuis vingt-cinq années, est lettre close, nous reprocheront sans doute d'avoir omis dans cette Histoire des progrès récens de la Thérapeutique chirurgicale, cette foule d'inventions et de découvertes dont l'annonce fastueuse excite si souvent chez elles le sentiment de l'admiration et de la surprise. Nous nous sommes efforcé de ne rien omettre de ce qui était véritablement nouveau; et si nous méritons quelque reproche, c'est moins pour avoir omis des choses vraiment neuves et utiles que pour avoir donné comme nouvelles des pratiques simplement renouvelées. Toutefois il manque à notre article relatif à la lithotomie l'indication d'un mode opératoire réellement nouveau, et qui appartient à l'un de nos honorables maîtres, M. le professeur Ant. Dubois. Il est relatif à la taille des femmes, et consiste dans l'incision de la partie supérieure du canal de l'urètre substituée à l'incision de ses parties latérales. Ce procédé nous paraît préférable en ce qu'il n'expose point à blesser le vagin ou l'artère honteuse, et par conséquent aux fistules urinaires vaginales ou à l'hémorragie. Ce dernier accident ne peut résulter de la blessure du clitoris, que l'on ramène en haut au-devant de la symphyse du pubis. Comme l'arcade que forment ces os est plus large et plus arrondie chez la femme que chez l'homme, elle se prête plus aisément à l'extraction des calculs volumineux, et c'est une dernière raison de préférer l'incision de la paroi supérieure du canal à l'incision obliquement latérale; aussi le procédé de M. le professeur Dubois est-il généralement adopté. Pour qui le met en usage, une sonde cannelée ordinaire et un bistouri dont la pointe est émoussée suffisent pour ouvrir la voie par laquelle on fait l'extraction du calcul. La plaie est plus large et l'incision plus facile qu'en suivant le précepte donné par Celse et reproduit par M. Lysfranc, d'inciser entre l'urètre et le pubis: « *Mulieri vero, inter urinæ iter et* » *os pubis incidendum est sic, ut utroque* » *loco plaga transversa sit* (1). On s'éloigne plus sûrement encore du vagin, dont la lésion suivie de fistules urinaires presque incurables est si justement redoutée.

Ces fistules urétro et surtout vésico-vagi-

____

(1) A. Corn. Celsi Medicina; lib. vii, cap. 26.

nales sont de toutes les infirmités auxquelles la femme est sujette, les plus désagréables à traiter. La cautérisation actuelle de l'orifice fistuleux, assez facile à pratiquer en se servant du speculum brisé, dont on écarte les deux moitiés de manière à laisser la fistule à découvert dans leur intervalle, ne réussit presque jamais; surtout si, la fistule étant vésico-vaginale, l'écoulement goutte à goutte, le *stillicidium* de l'urine, est continuel. Peut-être qu'un siphon aspirateur soutirant les urines de la vessie à mesure qu'elles sont déposées dans ce réservoir, et les forçant à sortir par le canal d'une grosse sonde de gomme élastique placée dans l'urètre, empêcherait le liquide de passer par l'orifice fistuleux; surtout si, remplissant le vagin de charpie, on exerçait une sorte de compression. C'est au moins ce qu'il est permis d'espérer d'après un essai que M. Jules Cloquet et moi avons tenté à l'hôpital Saint-Louis sur une jeune femme que des insinuations étrangères firent renoncer à ce moyen de guérison. Déjà la charpie placée dans le vagin en était retirée à peine humide, lorsque la malade, prétendant éprouver des douleurs intolérables , demanda sa sortie. Une nouvelle occasion ne s'est point encore offerte de recommencer cette tentative. On sait que les suites de la taille des femmes, pratiquée au dessous du pubis, ont paru tellement graves à un célèbre lithotomiste, frère Cosme, qu'elles l'avaient engagé à faire toujours sur elles la taille au haut appareil.

Terminons ce discours par l'examen d'une question susceptible de controverse. Les nouvelles théories médicales ont-elles eu quelque influence sur les progrès de la Chirurgie, et en ce cas quelle est la nature de cette influence ?

La Médecine, et surtout la Médecine française, a subi, de nos jours, une suite de révolutions et de réformes qui tendent à la placer au rang des autres sciences physiques et à l'élever à leur niveau. Elle est devenue une science de faits, du moment où les médecins comme les physiciens ont été convaincus de cette vérité, que toute idée nous vient par les sens et que nous ne devons rien admettre au-delà de ce qu'ils nous démontrent; alors s'est écroulé ce vain échafaudage de raisonnemens subtils, tantôt ingénieux et plus souvent absurdes, en lequel consistait la médecine des Stahl, des Hoffman, des Boerhaave et de leurs disciples. Pinel, empruntant aux sciences naturelles le secours de leurs méthodes, chercha à débrouiller le chaos dans lequel un petit nombre de faits bien observés se trouvait mêlé et comme enseveli au milieu d'opinions mensongères. Il ne se borna point à classer les objets; matérialisant en quelque sorte la science, jusque-là trop métaphysique, il s'efforça de localiser, si l'on peut ainsi dire, chaque maladie ou de lui assigner un siége spécial, c'est-à-dire de déterminer le lieu de son existence primitive. Cette idée se montre évidemment dans les nouvelles dénominations imposées aux fièvres qu'il continuait d'appeler essentielles, comme pour rendre un dernier hommage aux opinions jusque-là dominantes; mais assignant à chacune un siége particulier, faisant consister, par exemple, les fièvres bilieuses et pituiteuses des auteurs dans l'irritation spéciale de certaines parties du tube intestinal; nul, du reste, si j'ose le dire, sous le rapport thérapeutique, envisageant son objet moins en médecin qu'en naturaliste.

Tel était l'état de la science et la tendance des esprits, lorsque, parmi les nombreux élèves de M. le professeur Pinel, M. Broussais, particularisant davantage et fixant avec plus d'exactitude le siége primitif des affections fébriles, appela du nom de gastrites et de gastro-entérites les fièvres méningo-gastriques et adéno-méningées, enseigna que, dans les fièvres du quatrième ordre, l'adynamie était le simple résultat d'une irritation plus vive, d'une affection plus profonde des surfaces intestinales; et, se laissant entraîner par degrés à exagérer une heureuse idée, regarda par degrés tout mouvement fébrile comme l'effet de l'irritation d'une portion de la surface digestive; innovant moins encore sous le rapport pathologique que sous le point de vue thérapeutique, car la conséquence rigoureuse de sa doctrine est la diète et les émissions sanguines, regardées comme remèdes généraux et presque exclusifs de toutes les maladies.

Si je me suis bien fait entendre, le lecteur doit suivre cette filiation naturelle des idées, suivant laquelle M. le docteur Broussais s'est trouvé conduit au-delà du terme où le professeur Pinel s'était arrêté. Jusque-là rien de plus conforme à la marche progressive de l'esprit humain dans la carrière des sciences, rien de plus naturel et de plus louable; mais ce qui l'est moins, et doit être blâmé sans mesure, c'est le ton dogmatique et vraiment injurieux du disciple envers son maître, déjà trop vengé ; car les élèves du docteur Broussais lui faisant subir la peine du talion, l'ont, à leur tour, injurié, et dépassé, à son égard, toutes les bornes de la décence, sans avoir, comme lui, le talent pour excuse; si le talent, loin de les excuser, n'aggravait encore de semblables torts.

Il n'en est point dans l'étude des sciences et des arts utiles comme dans la carrière des lettres et des beaux-arts. Ici les succès et les travaux des devanciers, bien loin de favoriser les efforts de leurs successeurs, rendent, pour ceux-ci, la carrière plus ingrate et les succès plus difficiles. Qu'un poète entreprenne un poème épique, une tragédie, etc., etc., il a devant lui les modèles d'une perfection désespérante, auxquels on ne manque pas de le comparer : il en sera de même de l'auteur d'un tableau, d'une statue ; sera-t-il peintre ou sculpteur plus habile parce qu'il a existé des Phidias et des Apelle ? Pour nous, au contraire, partant du point auquel ont conduit la science ceux qui nous ont précédés, il sera bien difficile que même avec un médiocre talent elle ne nous doive quelque chose ; un nain monté sur les épaules d'un géant découvre un horizon plus étendu que le géant lui-même ; un fort écolier en mathématiques en sait plus que le grand Newton. Cela devrait peut-être diminuer notre vanité : quel grand mérite d'aller un peu plus loin dans une route déjà tracée ? Il est de l'essence des choses que cela soit ainsi, à moins que des hommes de talent n'aient des successeurs à peu près stupides. Quant à la prétention si commune et si ridicule d'avoir entièrement changé la face d'une science quelconque, de l'avoir créée, semblables choses sont tout au plus admissibles dans un éloge académique et dans la bouche d'un rhéteur.

M. le docteur Broussais a bien mérité de la Médecine en démontrant que le plus grand

nombre des fièvres nommées jusqu'à présent
essentielles, n'étaient que des irritations à divers degrés de telle ou telle partie de la surface digestive, et qu'une thérapeutique adou-
cissante, débilitante, rafraîchissante pour
parler l'ancien langage, leur convenait généralement; mais ce service serait plus qu'effacé
s'il parvenait à faire prévaloir la doctrine que
toutes les maladies ne sont que des irritations
à divers degrés, que l'irritation est le seul élément morbide. Heureusement le temps n'est
plus où un fait particulier, quelle que soit son
importance, généralisé et réduit en système,
faisait révolution dans la Médecine et en retar-
dait pour long-temps les progrès. M. Broussais
aura rendu à la science un notable service en
déterminant mieux le siége primitif d'affections importantes par leur gravité et par leur
fréquence; et aussi pour avoir rendu les médecins plus circonspects dans l'emploi des remèdes stimulans et des médications excitatrices.
C'est par là surtout que la théorie médicale
nouvelle a exercé une heureuse influence sur
la thérapeutique chirurgicale.

Nous n'abandonnerons point ce sujet sans

quelques réflexions sur le titre de Médecine physiologique, donné, on ne sait pourquoi, à la théorie pathologique de l'irritation. A toutes les époques de la science, la Médecine a suivi le sort de la Physiologie ; les acides et les alcalis , aux temps de Sylvius , faisaient tout dans l'état de santé et dans les maladies; l'âme des Stahliens présidait aux phénomènes physiologiques comme aux phénomènes pathologiques. Tout dans le corps humain sain ou malade, selon l'école de Boerhaave, suivait les lois de la mécanique. Pourquoi la doctrine de l'organisme, née parmi nous des travaux de Bordeu et de l'Ecole de Médecine de Paris, ne régnerait-elle point de nos jours en Pathologie comme en Physiologie ?

A ce propos, de quelques progrès récens que puisse s'enorgueillir la science de la vie, la Physiologie est bien éloignée de pouvoir servir d'unique fondement en médecine. Tant que nous ne saurons point exactement quel rôle joue, dans les phénomènes de la santé, cet agent invisible dont les nerfs sont les conducteurs, comment expliquer l'origine et la succession des phénomènes morbifiques ? Il

existe évidemment dans le corps des animaux
et de l'homme un système de parties destinées
à les mettre en rapport avec le principe d'action, le plus puissant, le plus actif et le plus
répandu dans la nature. Les appareils médul-
laires et nerveux, si divers dans les différentes
espèces animales, agissent par l'entremise du
principe de l'électricité comme le récipient
pulmonaire au moyen de l'oxigène atmosphé-
rique, comme le tube digestif en élaborant
une foule de substances qui nous sont étrangères. Bien que nous ignorions l'essence de la
digestion et de la respiration, et que le mécanisme intime de ces fonctions nous échappe,
nous possédons néanmoins une foule de données du problème ; le phénomène nous est
connu dans le plus grand nombre de ses circonstances.

Il en sera quelque jour de même par rapport
à l'innervation, et la plupart des phénomènes
de la sensibilité nous seront alors révélés ;
on peut même dire que sous ce rapport nous
sommes sur la voie, et peut-être à la veille
d'une grande découverte (G), découverte qui,
par son importance, changera véritablement

la face des sciences physiologiques et par conséquent de la Médecine. Alors, les théories,
les explications qui nous frappent aujourd'hui
par leur apparente évidence seront regardées
du même œil que les théories physiologico-
pathologiques imaginées avant la découverte
de la circulation, et descendront au même
niveau que les systèmes géographiques antérieurs à la découverte du nouveau monde. La
plupart des sciences, et avec elles la Médecine, subiront une révolution véritable dont
l'influence s'étendra, n'en doutons point, jusqu'à la portion mécanique ou chirurgicale de
la thérapeutique. Quoique puissamment mo-
difiés, ses procédés demeureront; car les formes, la situation, les conditions physiques
des organes ne changeront point, et c'est aux
altérations de ces qualités que la Chirurgie
est principalement destinée à porter remède.

NOTES.

ET

MORCEAUX DÉTACHÉS.

(A) L'un des hommes les plus spirituels et les plus remarquables dont la Médecine française puisse s'honorer, est Quesnay, moins connu comme secrétaire de l'Académie royale de Chirurgie, que pour avoir été le chef des économistes, et le véritable fondateur de cette science qui, sous le nom d'Économie politique, a déjà obtenu et doit avoir sur la richesse et la prospérité des nations une si grande influence. Des révélations récentes (1) et inattendues, concernant ce chirurgien illustre, viennent d'ajouter encore à l'intérêt qu'inspire sa mémoire, et nous portent à lui consacrer cette notice.

Né, en 1694, à Merey, près Montfort L'Amaury et

____

(1) Mémoires de Mme du Hausset ; Paris, in-8°, 1824.

17..

non loin de Versailles, d'un avocat que son goût pour l'agriculture avait enlevé au barreau de la capitale, l'ayant perdu de bonne heure, Quesnay fut élevé par les soins d'une mère, femme laborieuse et active qui l'initia de bonne heure dans tous les détails d'une exploitation rurale, leur seule richesse. Cependant il apprit le latin presque sans maîtres, et, sentant le besoin d'un état, il se décida pour la médecine, qu'il vint étudier à Paris. Reçu maître en Chirurgie, il alla se fixer à Mantes, où l'attendaient des succès vulgaires, lorsque les chirurgiens les plus distingués de la capitale, réunis dans une société devenue depuis si célèbre sous le nom d'Académie royale de Chirurgie, sentant le besoin qu'avait leur compagnie d'un secrétaire spirituel et lettré, appelèrent Quesnay sur un théâtre plus digne de ses talens, et l'y fixèrent par divers avantages.

Nommé chirurgien ordinaire du Roi, professeur royal et secrétaire de l'Académie, il publia le premier volume de ses mémoires, avec une préface, de nos jours encore regardée comme un chef-d'œuvre. D'autres travaux particuliers suivirent, tels que l'*Essai physique sur l'Economie animale ;* 3 volumes in-12, sorte de traité de Physiologie dont il atteste le peu

de progrès à cette époque ; et les *Recherches histori-
ques et critiques sur l'origine, les divers états et les
progrès de la Chirurgie en France ;* 2 volumes in-12.
A la suite de ce dernier ouvrage, le plus curieux de
ceux que fit éclore la longue et vive dispute entre les
médecins et les chirurgiens, se trouve l'*Index funereus chirurgorum Parisiensium,* de Pierre Devaux.
Enfin, en 1749, parurent ses deux *Traités de la Suppuration et de la Gangrène,* ouvrages qui prouvent
malheureusement que pour écrire avec fruit sur notre
art, il faut être, avant tout, praticien, et que, comme
l'a très bien dit Heister dans ses Institutions de Chirurgie (introduction), c'est bien en Chirurgie qu'on
peut dire que ce n'est ni l'étude, ni la méditation, ni
la dispute qui rendent maître, mais la pratique.

Une circonstance imprévue vint changer tout-à-
coup le cours de ses destinées ; chirurgien du duc de
Villeroy, Quesnay était dans la voiture de ce grand
seigneur, lorsqu'une dame de la cour fut subitement
prise d'un accès d'épilepsie. C'était la comtesse d'Estrades, femme à la mode, favorite de l'*amie* du monarque, madame de Pompadour, *amie* elle-même d'un
ministre puissant. Quesnay reconnaît le caractère du
mal, éloigne discrètement tout témoin, et se contente

de prescrire quelques calmans contre ce qu'il assure
n'être que des maux de nerfs.

Madame d'Estrades, reconnaissante, le produisit
chez la marquise de Pompadour, qui se l'attacha
comme médecin, lui donna un petit appartement au-
dessus du sien, dans les entresols du château de Versailles, et lui procura la charge de premier médecin
ordinaire du Roi.

Brusquement transplanté du paisible domaine des
sciences au milieu d'une cour brillante, il vécut impunément au milieu de ce foyer toujours actif et, si
l'on peut parler ainsi, sur cette terre natale de la cor-
ruption et de l'intrigue : seulement, profitant de l'aisance et des loisirs que lui procurait son nouvel emploi, il se livra tout entier à ses habitudes studieuses
et contemplatives. Son petit appartement devint l'a-
sile et comme le temple d'une philosophie à la fois
élevée et hardie ; il se plaisait à y réunir les hommes
les plus distingués en tout genre. C'est là que naquit
l'Economie politique, d'abord composé bizarre de
dissertations et de calculs sur le produit net, mais
qui, par la suite, sous la plume d'Adam Smith, de
J.-B. Say et de leur école, s'est élevée au rang des
sciences dont les progrès importent le plus au bonheur

des hommes réunis en sociétés. Pour s'être trompés sur la véritable source des richesses, en la plaçant dans la terre tandis qu'elle existe dans le travail, les économistes n'en sont pas moins les véritables créateurs de l'Economie politique, et tout en les combattant Smith leur rend cet hommage. On peut même ajouter, avec le traducteur français du célèbre professeur écossais (1), M. Germain Garnier, que « tous » les points par lesquels se touchent ces deux grands » systèmes d'Economie politique, ceux de Quesnay et » de Smith servent à la démonstration des vérités » qu'ils ont enseignées, comme se confirment, l'une » par l'autre, les observations de deux astronomes » placés à deux positions opposées du globe. » Tout entier à ces méditations favorites, Quesnay vivait à la cour comme au milieu d'une solitude philosophique. Ecoutons à ce sujet (2) Marmontel : « Tandis que » les orages se formaient et se dissipaient au-dessous » de l'entresol de Quesnay, il griffonnait ses axiomes » et ses calculs d'Economie rustique, aussi tranquille,

____

(1) Recherches sur la nature et les causes de la Richesse des nations ; tom. v, page 283.

(2) Mémoires de Marmontel, liv. v.

» aussi indifférent à ces mouvemens de la cour, que
» s'il en eût été à cent lieues de distance. Là bas on
» délibérait de la paix, de la guerre, du choix des
» généraux, du renvoi des ministres; et nous dans
» l'entresol nous raisonnions d'agriculture, nous
» calculions le produit net, ou quelquefois nous
» dînions gaîment avec Diderot, d'Alembert, Duclos,
» Helvétius, Turgot, Buffon; et madame de Pompa-
» dour ne pouvant pas engager cette troupe de philo-
» sophes à descendre dans son salon, venait elle-même
» les voir à table et causer avec eux. »

Cette secte, ou plutôt cette école, dont Quesnay
fut le fondateur, se trouve parfaitement appréciée
par un excellent esprit, M. Félix Bodin, dans la septième édition de son résumé de l'Histoire de France.
« Une association moins vantée que celle des philo-
» sophes auxquels nous devons l'Encyclopédie, c'est-
» à-dire la grande pensée de Bacon, assujettie à l'al-
» phabet, rendit, selon moi, de plus grands services
» à l'humanité; je veux parler des économistes, qu'on
» n'a point assez appréciés parce qu'ils ont prêté au
» ridicule, et qu'en France le ridicule est mortel.
» Malgré leur ton dogmatique, les formes ambitieuses
» de leur style et les inductions trop exclusives qu'ils

» tiraient de principes contestés aujourd'hui, on leur
» doit de la reconnaissance pour avoir dirigé la curio-
» sité nationale vers des questions d'intérêt public.
» Les systèmes bizarres ont pullulé, mais l'attention
» s'est tournée vers l'utile, les causes de la misère des
» peuples ont été cherchées, l'esprit public s'est formé.
» Adam Smith et les Écossais ont appliqué à cette
» étude la rectitude d'esprit qu'ils ont portée dans
» l'Histoire philosophique en suivant les traces de
» Voltaire. Les Italiens s'y sont distingués par la sa-
» gacité de leurs investigations ; mais ce sont toujours
» les économistes français qu'il faut regarder comme
» les précurseurs des philantropes éclairés répandus au-
» jourd'hui dans les deux mondes. » Chose admirable
que la Médecine puisse se glorifier d'avoir produit les
créateurs des sciences qui font le plus d'honneur à l'esprit humain : Copernic, qui, le premier, fit connaître le
véritable système du monde ; Locke, qui fit pour les
idées ce que Copernic pour les corps célestes ; et Quesnay, ce premier maître en Economie politique !

Qu'on ne s'étonne point qu'accoutumés à réfléchir
et à résoudre les problèmes de philosophie naturelle
les plus compliqués et les plus difficiles, les médecins
portent sur des objets étrangers en apparence à leurs

méditations habituelles, un œil scrutateur et un esprit lumineux ; toujours occupés à remonter de l'effet à la cause comme à redescendre des causes aux effets, observant l'homme dans toutes les conditions de la société, de la santé et de la vie, admis dans l'intimité des individus et des familles, obligés de scruter le fond des cœurs, ils doivent se trouver naturellement conduits sur toutes les routes où l'esprit humain s'avance et trop souvent s'égare. Un jour, peut-être, de leurs rangs, un homme sortira, qui, profitant de tous les avantages de sa profession et de son époque, séparant nettement les réalités des chimères, fondera la véritable philosophie, cette science des choses, comme l'appelait le sage Locke, science que les esprits bien faits ont de tout temps devinée, dont les fondemens existent épars, mais ne furent jamais réunis en corps de doctrine.

Étranger aux mœurs de la cour, quoique vivant au milieu d'elle, Quesnay goûtait dans l'étude ce doux repos, cette tranquillité d'esprit, premier besoin et premier bien du sage, quiétude parfaite que les ambitieux, les superstitieux, les nécessiteux, les vaniteux ne connurent jamais, et dont ne jouissait pas, au milieu de ses succès, son confrère, premier chirurgien du Roi, le gascon Lapeyronie. Il se trouvait parfois déplacé et comme étranger au milieu de ce tourbillon. Vous avez l'air embarrassé devant le Roi, lui disait madame de Pompadour, et cependant il est si bon! Madame, répondit Quesnay (1), je suis sorti à quarante ans de mon village, et j'ai bien peu d'expérience du monde, auquel je m'habitue difficilement; lorsque je suis dans une chambre avec le Roi, je me dis : voilà un homme qui peut me faire couper la tête, et cette idée me trouble. — Mais la justice et la bonté du Roi ne devraient-elles pas vous rassurer? — Cela est vrai pour le raisonnement, mais le sentiment est plus prompt, et il m'inspire de la crainte avant que je me sois dit tout ce qui est propre à l'écarter. Son indignation à la vue de l'intendant des postes, qui, tous les dimanches, apportait au Roi le secret des lettres décachetées avec un art tel qu'il n'y paraissait pas, son indignation était telle qu'il traitait ce ministère d'infâme, et que l'écume lui venait à la bouche. « Je ne dînerais pas plus avec l'intendant des postes qu'avec le bourreau, disait-il » ; sur quoi madame du Hausset remarque qu'il était étonnant d'en-

____

(1) Mémoires de Mme du Hausset : pag. 131.

tendre de pareils propos dans l'appartement de la maîtresse du Roi, et que cela ait duré vingt ans sans qu'on en ait parlé. C'était la probité qui parlait avec vivacité, disait à ce sujet M. de Marigny, le frère de la favorite, et non l'humeur ou la malveillance qui s'exhalait (1).

Il était bien traité par Louis XV, qui l'appelait son penseur, l'annoblit et blasonna son écusson d'une *pensée*. Madame de Pompadour était pour lui pleine d'égards; mais, soit qu'elle craignît de compromettre sa *dignité*, soit plutôt qu'elle redoutât dans la conversation sa brusque franchise, « voyageant avec lui » dans la même voiture, *elle ne lui disait pas quatre* » *paroles, quoique ce fût un homme d'un grand es—* » *prit*, nous apprend madame du Hausset, dans des mémoires bien précieux pour leur véracité naïve. Toutefois il avait pour sa bienfaitrice un attachement rare à la cour. L'anecdote suivante prouve combien cet attachement était fort et sincère. Elle honore trop le caractère de Quesnay et peint trop bien les mœurs détestables de l'époque pour ne pas la rapporter textuellement et telle qu'on la trouve dans les mémoires

____

(1) Ibidem, pag. 64.

écrits par Marmontel *pour l'instruction de ses enfans.*

« Pour supplanter madame de Pompadour, M. d'Ar-
» genson et madame d'Estrades avaient fait inspirer
» au Roi le désir d'avoir les faveurs de la jeune et
» belle madame de Choiseul, femme du menin.
» L'intrigue avait fait des progrès; elle en était au dé-
» noûment. Le rendez-vous était donné; la jeune
» dame y était allée; elle y était dans le moment
» même où M. d'Argenson, madame d'Estrades, Ques-
» nay et moi étions ensemble dans le cabinet du mi-
» nistre : nous deux témoins muets, mais M. d'Ar-
» genson et madame d'Estrades très occupés, très in-
» quiets de ce qui se serait passé. Après une assez
» longue attente, arrive madame de Choiseul, éche-
» velée et dans le désordre qui était la marque de son
» triomphe. Madame d'Estrades court au-devant d'elle
» et lui demande si c'en est fait. —Oui, c'en est fait,
» répondit-elle, je suis aimée; il est heureux; elle va
» être renvoyée, il m'en a donné sa parole. —A ces
» mots, ce fut un grand éclat de joie dans le cabinet.
» Quesnay lui seul ne fut point ému. — Docteur, lui
» dit M. d'Argenson, rien ne change pour vous, et
» nous espérons bien que vous nous resterez. —Moi,
» monsieur le comte, répondit froidement Quesnay

» en se levant, j'ai été attaché à madame de Pompa-
» dour dans sa prospérité, je le serai dans sa disgrâce ;
» et il s'en alla sur-le-champ. Nous restâmes pétrifiés ;
» mais on ne prit de lui aucune inquiétude. — Je le
» connais, dit madame d'Estrades, il n'est pas homme
» à nous trahir. — Et en effet ce ne fut pas par lui que
» le secret fut découvert et que madame de Pompa-
» dour fut délivrée de sa rivale (1). »

La mort de madame de Pompadour, arrivée en 1764, changea peu de chose dans l'existence de Quesnay, déjà septuagénaire. Il entreprit, à ce moment, l'étude des mathématiques, auxquelles il avait été jusques alors étranger, comme on a vu depuis Alfieri, parvenu à un âge avancé, étudier le grec avec obstination et devenir helléniste. Chef reconnu des économistes, atteint de la goutte, seule infirmité de sa vieillesse, la supportant avec gaîté, uniquement livré à ses recherches favorites, il mourut octogénaire en 1774, après une vie tout entière vouée à la pratique de ces maximes dans lesquelles se trouve renfermée la morale du sage, Instruis-toi, modère-toi, conserve-toi, et fais pour autrui ce que tu voudrais qu'il fît pour toi.

---

(1) Mémoires de Marmontel, liv. v.

(B). Dans les premières années de l'Académie royale de Médecine, plusieurs membres de la section de Chirurgie pensèrent à publier leurs travaux sous le titre de Nouveaux mémoires de l'Académie royale de Chirurgie. Dans l'ardeur de leur zèle, un premier volume fut projeté, et, si je ne m'abuse, il n'eût point été trop inférieur à la collection célèbre dont il devait être regardé comme la continuation. M. le professeur Béclard y eût inséré son mémoire sur la taille bilatérale; M. Roux, son travail sur la staphylloraphie; M. Larrey, un mémoire sur les plaies pénétrantes de la poitrine; M. Ribes, ses recherches sur les fistules à l'anus; M. Jules Cloquet, un mémoire sur les calculs vésicaux; M. Lysfranc, ses nouveaux procédés relatifs aux amputations. MM. Antoine Dubois et Boyer y eussent concouru; le premier par une note sur la taille des femmes, et le second par des observations sur le traitement des fissures à l'anus, dont il a le premier établi les véritables principes, etc., etc. Le Discours sur les progrès récens de la Chirurgie eût servi de frontispice à l'ouvrage, et servi en quelque sorte de liaison entre les anciens et les nouveaux mémoires. Mais un règlement contraire à cette publication fut adopté : le gouvernement donna pour secrétaire-gé néral à l'Académie royale de Médecine, le plus spirituel et le plus facile de nos improvisateurs, M. le docteur Pariset. Dès-lors l'emploi des secrétaires de section consista principalement dans la tenue des procès-verbaux ; fatigué de ce plumitif fastidieux et des contrariétés qu'essuyait un projet louable, je ne crus point devoir conserver les fonctions de secrétaire. Mes confrères de la section de Chirurgie récompensèrent mon zèle en m'appelant à l'honneur de les présider. Je devais cette explication au lecteur ; pour qu'elle soit entière il faut ajouter que je n'ai complètement abandonné le projet de publier le premier volume des Nouveaux mémoires de l'Académie royale de Chirurgie, qu'au moment où la mort m'a enlevé, dans la personne de mon collègue et de mon ami M. le professeur Béclard, mon principal auxiliaire.

Quoique bien résolu à ne plus me mêler désormais d'organisation académique et à me tenir pour toujours éloigné de ce champ de tracasseries où la gloire du succès n'équivaut point à l'ennui du combat, je crois devoir insérer ici mon rapport sur les premiers travaux de la section de Chirurgie de l'Académie royale de Médecine. Ce rapport, lu à la séance de rentrée du lundi 15 novembre 1821, contient des idées que je crois vraies, et dans lesquelles je persiste, sur la meilleure organisation possible de l'Académie royale de Médecine. . . . .

. . . .

. . . .

Du moment que les premières lueurs d'un commencement de retour à l'ordre vinrent consoler la France, désolée par une trop longue anarchie, on sentit le vide immense que laissait dans l'art la suppression de l'Académie royale de Chirurgie et de la Société royale de Médecine. Des réunions libres de médecins se formèrent spontanément; les principes de l'unité et de l'indivisibilité, alors tout-puissans en politique, présidèrent à la création de ces sociétés médicales. Elles se composèrent à la fois des médecins qui, dans le traitement des maladies, se bornent à l'emploi du régime et des médicamens, de ceux qui joignent à ces moyens les secours de la Chirurgie, et enfin des hommes exclusivement voués aux préparations pharmaceutiques. Des vétérinaires, des agriculteurs, de simples amateurs des sciences naturelles, s'y joignirent; des recueils périodiques de médecine furent publiés, et l'on doit avouer que, si ces réunions n'eurent point tous les avantages des anciennes corporations académiques, leur existence ne fut pas non plus sans utilité.

A cette époque, les nouvelles Écoles de médecine, dont l'impérieuse nécessité avait commandé l'institution, jetaient le plus vif éclat. Formées des hommes les plus distingués dans toutes les parties de l'art de guérir, on put croire que ces Écoles, si supérieures aux anciennes corporations, suffiraient à les remplacer sous le rapport du perfectionnement de l'art comme sous celui de son enseignement : c'était trop attendre d'elles. Constituées d'après le principe de l'unité de l'art, base fondamentale de son enseignement, elles étaient par cela même organisées d'une manière peu favorable à son perfectionnement : en effet, ce perfectionnement exige dans les hommes isolés ou réunis qui s'en occupent, une concentration de toutes les forces sur un seul point, une réunion de tous les efforts dirigés vers un même but, ou, pour mieux dire, une *spécialité* d'attention et d'action tout-à-fait opposée à l'esprit d'ensemble et de *généralité* philosophique, si convenable dans l'enseignement.

Les associations médicales se multiplièrent sous toutes les formes et sous tous les titres. Favorisées ou non de l'appui du gouvernement, elles publièrent des

recueils périodiques, des mémoires, des annales, des
bulletins, des journaux où l'on voit trop souvent, à
côté de quelques observations bien faites, entassés
sans discernement et sans choix, les élémens les plus
hétérogènes, les faits les plus apocryphes, les raisonnemens les plus contradictoires ; et, sans le juste oubli dans lequel tombaient bientôt ces productions
éphémères, l'art eût infailliblement rétrogradé. Vers
la fin de l'année 1815, une commission fut instituée
pour examiner l'état de la médecine en France, et les
membres de cette commission, divisés sur tout le
reste, se réunirent pour déclarer qu'il convenait de
rétablir les anciens corps académiques. Frappé de ce
concert entre des hommes qui professaient d'ailleurs
des doctrines diamétralement opposées, le gouvernement conçut dès-lors le projet de reproduire l'Académie royale de Chirurgie et la Société royale de
Médecine sous une forme appropriée à l'état actuel.
Divers obstacles vinrent en retarder l'exécution. Enfin,
en l'année 1820, une commission (1) fut chargée de

---

(1) Cette commission était composée de MM. Cuvier, Degerando,
Hely-d'Oissel, *conseillers-d'état;* et de MM. Portal, Alibert,
Bourdois de Lamotte, Chaussier, Coutanceau, Desgenettes, Du-

préparer les bases de l'ordonnance qui devait opérer ce rétablissement. Si votre secrétaire, messieurs, n'avait eu l'honneur d'en faire partie, il dirait que jamais semblable travail ne fut accompli avec plus de soins, de réflexion et de maturité. Plusieurs mois furent employés à discuter la meilleure organisation possible d'un corps académique spécialement chargé du perfectionnement des sciences médicales. L'ordonnance, fruit tardif de ces conférences multipliées, fut enfin rendue le 20 décembre 1820.

Cependant, tous les médecins n'avaient pu concourir à ce travail, quoique tous eussent pu s'y croire appelés : alors, de cette multitude d'amours-propres blessés, ballons remplis de vent, sortit une tempête. Il était manifeste que l'ordonnance faisait partie d'un système plus vaste, et que l'on voulait ramener la Médecine vers l'ancien régime. On affecta d'oublier que le principe de l'unité, si favorable à l'*enseignement,* d'une utilité problématique et contestée dans l'*exercice* de la Médecine, devient d'une fausseté palpable lorsqu'on l'applique au *perfectionnement* de

---

puytren, J.-J. Leroux, Richerand et Royer-Collard, *docteurs en Médecine et en Chirurgie.*

cette science. Les membres honoraires de l'Académie, privés de quelques prérogatives accordées aux titulaires, les réclamèrent avec instance, et les obtinrent en partie par l'effet d'une seconde ordonnance rendue le 6 février de cette année. Cette marque de condescendance, ce témoignage d'une bonté toute paternelle, parut un acte de faiblesse, et dès ce moment on ne douta plus de la possibilité de détruire, par une troisième ordonnance, les bases constitutives de celle du 20 décembre, véritable charte de l'Académie.

Étrangers à ces débats, pleins de reconnaissance, et glorieux d'être appelés à remplacer une Académie justement célèbre, les membres titulaires de la section de Chirurgie, spontanément réunis chez M. Distel, premier chirurgien du Roi, se promirent d'entreprendre sans délai cette œuvre honorable ; et voulant que rien ne vînt ralentir des travaux commencés avec ardeur, ils s'adressèrent en ces termes à S. Exc. le ministre secrétaire-d'état au département de l'intérieur :

« Monseigneur ,

» Le rétablissement de l'Académie royale de Chirurgie, sous une forme appropriée à l'état actuel de la Médecine en France, influera puissamment sur les

progrès d'un art dans lequel les Français furent long-
temps sans rivaux ; mais pour que ce bienfait d'un
gouvernement réparateur produise tous les fruits
qu'on a droit d'en attendre, il ne suffit point d'avoir
partagé l'Académie royale de Médecine en trois sections bien distinctes. Les Académies séparées de cette
sorte d'institut médical , rivaliseront difficilement
d'efforts et de zèle, si chacune d'elles ne renferme un
élément nécessaire d'émulation et d'activité dont les
a privées l'ordonnance du 20 décembre, en cela différente du projet primitif, plan fondamental à la rédac-
tion duquel V. Exc. a bien voulu appeler quelques-
uns d'entre nous. Ce projet attachait à chacune des
trois sections de l'Académie royale de Médecine, un
secrétaire perpétuel, essentiellement chargé de la pré-
paration et de la publication de ses travaux. Ses auteurs, sur ce point unanimes, avaient pensé que si des
motifs d'économie s'opposaient à cet établissement,
mieux valait ajourner l'institution, que la priver dès
sa naissance de ce qui devait en être, en quelque façon, l'âme, le ressort et l'organe. La publication de
nos travaux seule révèlera notre existence académique.
Institués pour continuer l'ancienne Académie royale
de Chirurgie, notre premier soin sera de prouver ainsi

à l'Europe que nous sommes les dignes successeurs
de ces hommes qui, dans le dix-huitième siècle, por-
tèrent si haut la gloire de la Chirurgie française, et
lui élevèrent dans la collection de leurs mémoires un
monument immortel.

» Des secrétaires annuels s'occuperaient avec tié-
deur à rassembler des matériaux qu'un autre mettrait
en œuvre, et à préparer des travaux dont ils ne re-
cucilleraient point les fruits. Il n'est d'ailleurs aucune
classe de l'Institut de France, aucune Académie instituée et protégée par le gouvernement, qui n'ait dans
son secrétaire perpétuel une sorte d'agent d'impulsion,
dont les talens et l'activité donnent assez exactement
la mesure de l'éclat et de l'activité du corps dont il
fait partie. Ce fut au talent de Fontenelle que l'Académie des sciences, nouvellement instituée, dut un
demi-siècle d'illustration et d'éclat. Le savoir et l'é-
loquence de Vicq-d'Azyr firent les destinées de la Société royale de Médecine. La gloire de Louis est désormais inséparable de celle qui restera toujours
attachée aux travaux de l'Académie royale de Chirurgie.

» Les soussignés membres titulaires de la section
de Chirurgie dans l'Académie royale de Médecine,

espèrent que V. Exc., usant de la faculté réservée par l'article 15 de l'ordonnance du 20 décembre dernier, voudra bien les autoriser à choisir l'un d'entre eux pour remplir les fonctions de secrétaire perpétuel, lorsque ce choix aura été confirmé par l'approbation de Sa Majesté. Pleins de confiance dans la justice de leur demande, ils ont l'honneur d'être, etc. »

(Suivaient les signatures.)

Persuadé de la légitimité de nos réclamations, le ministre crut, pour y faire droit, devoir attendre que l'Académie eût rédigé son projet de règlement; une commission fut donc choisie pour y travailler. M. Royer-Collard, membre de cette commission, soumit à l'Académie les bases de son travail, proposant, à la suite d'un rapport lumineux, les articles principaux du règlement mis en harmonie avec l'ordonnance du 20 décembre. Ce respect pour notre loi fondamentale déplut au parti de l'opposition. Sentant néanmoins l'impossibilité d'effacer par un arrêté réglémentaire le texte précis de l'ordonnance constitutive de l'Académie, il demanda un autre projet, qui, sans en offrir la violation trop manifeste, en neutralisât habilement les dispositions les plus importantes.

Un nouveau règlement fut donc rédigé ; c'était une

sorte d'interprétation judaïque de l'ordonnance du 20 décembre. Il semblait devoir satisfaire les partisans de l'unité : vain espoir ! cette production équivoque a subi de telles modifications que tout s'y trouve complètement ramené au principe de l'unité, et que si l'on y conserve quelque chose de l'ordonnance du 20 décembre, on a eu soin de le rendre tout-à-fait illusoire et entièrement inexécutable.

Fatigués de l'inconvenance de ces débats, la plupart des membres de l'Académie se sont abstenus d'y paraître, en sorte que le projet informe soumis en ce moment à l'examen de l'autorité est l'ouvrage de trente à quarante personnes, assemblée tout-à-fait incompétente, si l'on fait attention que la moitié plus un des membres ayant droit de voter, est requise pour la validité des décisions d'une assemblée délibérante. Chose remarquable ! la section de médecine, en faveur de laquelle ce projet semblerait rédigé, n'a point abusé, pour l'obtenir, de sa supériorité numérique. La majorité lui fut acquise à la faveur de MM. les membres, soit honoraires, soit titulaires, de la section de pharmacie, qui, trop flattés sans doute que cette profession, long-temps et nécessairement subordonnée, se trouve élevée au rang de la médecine sous le rapport académique, ont renoncé à s'assembler en section séparée et semblent attacher le plus grand prix à ce que toute trace de distinction soit complètement effacée. Cette fusion, ou plutôt cette confusion, qui, peut-être, sourit à quelques personnes, est essentiellement nuisible aux progrès de l'art ; elle anéantit et détruit radicalement les fruits les plus précieux de l'ordonnance du 20 décembre ; par elle s'éteindrait toute émulation entre les trois parties du corps académique. Elle le frappe donc en quelque manière dans son principe vital, et le condamne à l'insignifiance de ces réunions médicales qui ont vainement essayé, depuis la révolution, de suppléer à l'absence des anciennes académies.

Les intérêts de la Chirurgie se trouveraient surtout gravement compromis. Réduite à une existence subordonnée, ou plutôt à la nullité, la section de Chirurgie cesserait bientôt ses réunions instructives, paisibles conférences où chacun de nous, certain d'être écouté avec intérêt, car le sujet de son discours rentre dans le cercle de nos occupations habituelles, où chacun de nous, dis-je, apporte avec confiance le tribut de ses méditations et s'efforce de contribuer en quelque chose aux progrès de l'art qu'il cultive et

qu'il aime. Quelques hommes, il est vrai, préféreraient entretenir de leurs travaux une assemblée plus
nombreuse et moins capable de les apprécier ; les charlatans aussi dressent leurs tréteaux dans les rues les
plus passagères et sur les places les plus fréquentées.

Si l'ordonnance du 20 décembre n'avait assuré à la
section de Chirurgie de l'Académie royale de Médecine une existence réelle, et jusqu'à un certain point
indépendante, il suffirait, pour en démontrer la nécessité, d'examiner ce que fut l'Académie royale de
Chirurgie, de jeter un coup d'œil rapide sur l'état
actuel de la Chirurgie française et sur les destinées futures de ce bel art, qui ne dégénérera point parmi
nous ; j'en ai pour gages vos talens, secondés par la
protection d'un gouvernement éclairé, qui ne les laissera pas sans encouragemens et sans appui.

Instituée vers l'an 1731, et supprimée en 1792,
l'Académie royale de Chirurgie compte environ
soixante ans de durée. Cet espace de temps, si court
aux yeux des hommes qui savent avec quelle lenteur
marchent les sciences d'observation, a néanmoins
suffi à ce corps illustre pour élever à la Chirurgie un
monument immortel, et assurer à cet art, parmi nous,
une supériorité naguère encore incontestable. Si l'on

demande sur quels titres se fonde une renommée aussi
universelle et une aussi glorieuse prééminence, il suffit de citer l'invention des méthodes pour guérir la
fistule lacrymale par le rétablissement des conduits
lacrymaux, et la cataracte par l'extraction du cristallin; la découverte du procédé qu'emploie la nature
pour la guérison des plaies, et par suite l'établissement de la thérapeutique convenable à ce genre de
maladies; la détermination des cas qui, dans les plaies
d'armes à feu, nécessitent l'amputation des membres;
les règles de ces opérations, dont plusieurs n'avaient
point encore été imaginées depuis l'amputation du bras
dans l'article, exécutée pour la première fois par Ledran père, jusqu'à l'amputation partielle du pied,
proposée par Chopart. En toutes ces matières, comme
sur plusieurs autres points de doctrine, qu'il serait
trop long d'énumérer, l'Académie royale de Chirurgie
a la gloire d'avoir posé les bornes de l'art et dicté ses
lois à l'Europe reconnaissante, lois encore suivies, et
consacrées par l'assentiment universel.

Cette opinion de l'excellence et de la supériorité de
la Chirurgie française, fruit des travaux de l'Académie
de Chirurgie, éclata surtout lorsque, amenés dans
nos murs par les évènemens de la guerre, les chirur-

gieus des armées étrangères nous demandaient avec
instance de les conduire dans le sein de ce corps célèbre dont ils s'honoraient d'être les disciples. Ce ne fût
pas pour eux le sujet d'une médiocre surprise, d'apprendre qu'il n'existait plus, et que le gouvernement
qu'ils venaient renverser, et qui parlait sans cesse de
gloire nationale, en eût négligé l'un des titres les plus
précieux.

Devenue pour toutes les classes de médecins un
puissant sujet d'émulation, l'Académie de Chirurgie
donna naissance à la Société royale de Médecine. Établie en 1776, née du désir de marcher sur les traces
de l'Académie royale de Chirurgie, brillante surtout
du savoir et de l'éloquence de Vicq-d'Azyr, son illustre secrétaire perpétuel, cette nouvelle société s'efforça vainement d'égaler son modèle. En effet, qui
de nos jours tenterait d'établir un parallèle entre les
travaux de l'une et de l'autre Académie? D'éternels
tableaux des vicissitudes de l'atmosphère, sous le nom
d'observations météorologiques, des constitutions
appelées médicales, de minutieuses descriptions des
maladies épidémiques les plus vulgaires, de stériles
recherches sur les applications du magnétisme et de
l'électricité au traitement des maladies, des mémoires

d'un intérêt purement local, depuis la topographie de quelques villes de la Guyenne (1776) jusqu'au rapport sur le cours de la rivière des Gobelins (1789), telle est la matière de dix volumes in-4°, publiés dans le cours d'un petit nombre d'années, masse indigeste, effrayante pour le lecteur le plus intrépide, et qui, en ce moment où tout se réimprime, glace l'ardeur du libraire le plus avide, et paralyse le spéculateur le plus téméraire.

Toutefois il est impossible de le dissimuler ; au moment où l'Académie royale de Chirurgie tomba sous les coups de la hache révolutionnaire, son existence était depuis plusieurs années languissante. Elle avait interrompu la publication de ses travaux, et son silence était pour la Chirurgie une véritable calamité. Parmi les causes de cette torpeur passagère, nulle ne fut plus puissante que l'éloignement volontaire de quelques membres de l'Académie, à la tête desquels il faut placer le célèbre Desault. En se séparant de ses confrères, ce chirurgien a plus que personne contribué à ralentir le mouvement rapide de la Chirurgie française vers un perfectionnement illimité, et c'est de cette époque que des nations rivales ont réussi sinon à la devancer, peut-être à l'atteindre.

Placé à la tête de l'Hôtel-Dieu, Desault se persuada trop aisément que le chirurgien du plus grand hôpital de la capitale devait être nécessairement le plus grand chirurgien du monde. Entretenu dans cette idée par de complaisans adulateurs, il s'exagéra l'importance de ses travaux, et renonçant à s'éclairer des lumières de ses confrères, fonda sa renommée sur des titres dont chaque jour diminue la valeur. De toutes ses inventions prônées d'abord avec tant d'exagération et d'enthousiasme, bientôt rien ne survivra, que le souvenir de son ardeur pour répandre l'instruction chirurgicale. Le premier il fonda parmi nous l'enseignement régulier de la Chirurgie clinique ; et tandis que la plupart de ses procédés vieillissent et chaque jour tombent en désuétude, la mémoire d'un si grand bienfait subsiste, et recommande son nom aux hommages de l'équitable postérité. Il est aujourd'hui bien reconnu que le repos, joint à une situation convenable du membre, suffit pour la guérison des fractures du col du fémur et de la rotule. La conformation exacte des fractures de la clavicule dépend moins du bandage employé que de la situation et de la direc-. tion de la cassure. Une simple sonde cannelée, flexible, remplace, pour l'opération de la fistule à l'anus, le gorgeret renouvelé de Marchettis. L'instrument d'Hawkins pour la taille latérale, plutôt dénaturé que perfectionné par le chirurgien dont nous parlons, n'est plus en usage. On ne saurait trop le redire, séparé de l'Académie, privé des conseils d'une critique éclairée, isolé de ses confrères, Desault se trompa sur la valeur réelle de ses travaux, et s'en exagéra prodigieusement le mérite et l'importance. Desault cependant n'a point donné l'exemple d'éloigner tout collaborateur ; et d'échapper ainsi à toute surveillance. On ne l'a point vu évincer ses supérieurs, éloigner ses inférieurs, pour ne s'environner que d'élèves inexpérimentés et faciles à séduire ; une administration vigilante ne l'eût point souffert.

Privés depuis trente ans, par la destruction de l'Académie royale de Chirurgie, d'un centre nécessaire d'émulation et d'activité, les travaux des chirurgiens français ont manqué de suite ; et malgré leur activité et leur ardeur, qualités pour ainsi dire nationales, malgré leurs efforts isolés, la Chirurgie française en est aujourd'hui réduite à marcher sur les pas des étrangers dans la plupart des opérations relatives à la ligature des vaisseaux. Si même l'on en excepte quelques modifications ingénieuses apportées à des procé-

dés opératoires usités, et quelques résections d'os
faites avec plus ou moins de bonheur et de succès, il
est pénible d'avouer que, depuis le commencement
du siècle, nous avons trop peu fait pour accroître cet
immense héritage d'illustration et de gloire que nous
ont légué nos devanciers.

En effet, messieurs, vous ne vantez point comme
des progrès, des pas évidemment rétrogrades ; ce n'est
pas devant une réunion aussi éclairée qu'on eût proposé de tirer le pied en dedans au lieu de le soutenir
en dehors, à la suite des fractures du péroné, ou bien
de guérir la grenouillette, non point en excisant largement le kyste, mais en y pratiquant une ouverture,
à laquelle s'adapterait ensuite un petit instrument
analogue à celui que Polichinelle met dans sa bouche
pour amuser les passans : vos lumières eussent fait
justice de toutes ces niaiseries, tout au plus capables
d'abuser un moment des hommes étrangers à toute
notion de thérapeutique chirurgicale. Une réunion
académique formée sur le modèle de l'Académie
royale de Chirurgie, eût mis dans une telle évidence
les véritables règles du traitement des plaies pénétrantes de la poitrine que nul ne les eût ignorées ou
n'aurait osé les enfreindre.

La réunion immédiate des plaies pénétrantes de la
poitrine est le meilleur moyen d'arrêter les hémorragies provenant de la lésion des organes renfermés dans
cette cavité. Il ne faut pas craindre la suffocation,
tant que la blessure n'intéresse qu'un seul côté, car
le poumon du côté sain exerce isolément ses fonctions,
et peut suffire à la quantité de respiration qu'exigent
les besoins de la vie. Les vésicatoires, les sinapismes
les ventouses sèches ou scarifiées, les sangsues appliquées aux extrémités, les saignées révulsives, suffisent
pour diminuer ou même faire cesser tout-à-fait l'état
d'angoisse résultant de la gêne qu'éprouve le poumon
du côté malade. On doit donc se garder de dilater ou
d'agrandir la plaie, et par là d'empêcher la formation
d'un caillot salutaire; ce serait torturer inutilement
le malade, en même temps qu'on aggraverait une
blessure, dont il est impossible de déterminer, de
prime abord, toute l'étendue. Le sang qui s'épanche,
lorsqu'une heureuse adhérence du poumon aux parois
de la poitrine dans le lieu de la blessure ne s'oppose
point à cet épanchement, le sang épanché devient par
sa masse un obstacle mécanique à la continuation de
l'hémorragie. Pourquoi faut-il que dans une catastrophe récente, des principes aujourd'hui consacrés n'aient

point été suivis ; comme s'il eût été dans ta destinée, prince magnanime, de subir la torture, sortant d'être frappé par le poignard d'un assassin !

Des raisons encore plus puissantes, car elles se déduisent de la nature même des choses, rendent indispensable la conservation d'un corps académique destiné à tenir la place de l'Académie royale de Chirurgie, si l'on attache quelque prix à ce que la Chirurgie française conserve sa supériorité, et ne descende point du rang où l'a placée l'estime des peuples.

S'il est une partie de la Médecine à laquelle puisse rigoureusement s'appliquer ce qu'a dit Baglivi de cette science en général, qu'elle est la fille du temps et non du génie, *medicina non ingenii humani partus est, sed temporis filia,* c'est sans doute à la Chirurgie, cette partie de la thérapeutique toujours invoquée dans l'insuffisance des moyens tirés du régime et des médicamens. En Chirurgie, comme nous l'avons dit ailleurs, les faibles lueurs précèdent les grandes lumières, et c'est par nuances insensibles que l'art s'avance vers son perfectionnement : son histoire tout entière pourrait nous en fournir la preuve. Quelques exemples choisis entre mille vont nous servir à rendre cette vérité encore plus frappante. Peu de temps après que

19..

l'on eut constaté la véritable nature de la cataracte, et prouvé que cette maladie consiste dans l'opacité du cristallin, J.-L. Petit incisa la partie inférieure de la cornée transparente, et retira, par cette voie, un cristallin qui, lui ayant échappé dans l'opération de la cataracte par abaissement, s'était porté dans la chambre antérieure de l'œil. Profitant de cette observation, Daviel inventa, en 1745, la méthode pour guérir la cataracte par extraction; mais il y employait un si grand nombre d'instrumens, que Lafaye vit de suite qu'un simple couteau effectuerait avec bien plus de promptitude et de netteté la section transversale de la cornée. Ce couteau, diversement modifié par plusieurs chirurgiens, a enfin reçu de Wenzel tous les perfectionnemens dont il est susceptible; en sorte qu'en l'employant à la section oblique de la cornée, modification importante du procédé transversal, également due à Wenzel, l'opération de la cataracte par extraction est arrivée en moins d'un siècle à un degré de perfection qui ne laisse rien à désirer. Il en est de même pour l'opération de la fistule lacrymale par le rétablissement des voies naturelles. Anel ayant le premier conçu l'idée de cette méthode, J.-L. Petit imagina l'incision du sac lacrymal, par un procédé que,

depuis lui, ont adopté tous les chirurgiens, dont l'esprit inventif ne s'est plus exercé que sur l'espèce de
corps étrangers dilatans qu'il convenait d'introduire
dans le canal nasal désobstrué à la suite de cette incision. De nos jours, encore, les esprits sont partagés
sur la préférence à accorder, soit au séton introduit
de bas en haut dans le canal, soit à la petite canule
d'or que l'on y place en sens contraire, et sur laquelle
se fait la cicatrice, de manière qu'au rapport de
Louis (1), Foubert a vu des personnes qui, s'étant
mouchées fortement quelques mois après leur guérison,
ont été surprises de rendre une canule qu'elles ne savaient pas avoir été laissée dans le conduit des larmes.
Desault ayant reconnu que le plus grand obstacle à la
guérison radicale des anus artificiels consistait dans
l'espèce d'éperon formé par les parois adhérentes des
deux bouts d'intestin adossés l'un à l'autre, avait
imaginé d'effacer, ou du moins d'affaisser cet angle
aigu en le repoussant au moyen d'un tampon com-
presseur. Malgré les succès obtenus par l'emploi de ce
procédé (1786), il s'en fallait de beaucoup qu'il réus-

____

(1) Mémoires de l'Académie; tom. II, pag. 205; in-4°.

sît constamment : aussi plusieurs chirurgiens cher—
chèrent-ils un moyen plus sûr de lever l'obstacle.
Frédéric Smakalden proposa, en 1798, de percer la
cloison, principal obstacle au passage des matières du
bout supérieur de l'intestin dans le bout inférieur.
Développant cette idée, le professeur Physick de Philadelphie guérit un anus artificiel en traversant d'abord
avec un fil, les parois adossées, afin d'en assurer l'adhésion, puis en fendant avec des ciseaux et d'avant
en arrière la cloison formée par l'adossement depuis
le bord saillant de cette espèce d'éperon jusqu'à l'ouverture traversée par le fil. Enfin l'un de nos collègues
a imaginé, pour satisfaire à la même indication, une
pince à bords dentelés, dont l'action plus lente est,
s'il faut l'en croire, plus sûre.

Les perfectionnemens successifs de la taille latérale,
par les travaux d'un grand nombre de chirurgiens,
depuis les essais informes du frère Jacques jusqu'à
l'invention du lithotome caché, témoignent encore
que la thérapeutique chirurgicale a toujours dû ses
progrès à la voie lente, mais sûre, de l'expérience,
ainsi qu'aux efforts successifs et réunis de plusieurs
hommes de l'art, occupés du même objet, et pour
ainsi dire confédérés pour la recherche de la vérité.

La nature des choses, l'expérience du passé, l'état présent, l'avantage de l'avenir, commandent donc le rétablissement d'une réunion académique, spécialement chargée de poursuivre les travaux de l'ancienne Académie royale de Chirurgie, et d'en perpétuer, s'il se peut, la gloire. Cette réunion existe, instituée par l'ordonnance du 20 décembre, mais des intrigues de toute espèce menacent sa naissante existence et tentent de la réduire à un état purement nominal et subordonné, nullité dérisoire que repoussent avec dédain tous les hommes pénétrés de la dignité de leur profession et remplis du désir de contribuer à son avancement.

Forcé de choisir un état en 1794, temps affreux où l'égalité, chimérique et sanglante déesse, promenait sur toutes les têtes son redoutable niveau, je me livrai à l'étude de la Chirurgie, comptant trouver dans l'exercice d'un art où les Français avaient la réputation d'exceller, des ressources assurées contre les calamités d'un sinistre avenir : plein de reconnaissance envers une profession qui n'a point trompé mon espoir, brûlant du désir de contribuer à son perfectionnement et de la voir se maintenir dans ce haut degré d'illustration et d'estime où nos devanciers la placèrent, je n'ai pu rester spectateur impassible des manœuvres qui la déshonorent.

De tous les obstacles qui s'opposent à ses véritables progrès, le plus puissant, messieurs, vous en convenez tous, est l'esprit de charlatanisme et de mensonge. Je n'encourrai donc point votre blâme pour avoir, honoré de la mission flatteuse de vous servir d'organe, déclaré la guerre à ces deux fléaux redoutables, devenus plus dangereux encore par le succès. Sûr de votre assentiment, je les poursuivrai sans relâche de toute ma véracité et de toute mon indépendance.

Animé à cette poursuite, je m'aperçois trop tard, sans doute, que j'ai perdu de vue mon objet principal, et qu'ayant pris la plume pour raconter vos utiles travaux, je n'ai rien dit encore de leurs résultats. C'est ici que je devrais peindre ces conférences pleines d'intérêt et de charme, ces réunions paisibles quoique animées, où des questions de la plus haute importance ont été débattues sans autre passion que l'amour de l'art et l'intérêt de l'humanité. Je montrerais la section de Chirurgie dépourvue des secours à l'aide desquels on remplit le vide de tant d'autres sociétés scientifiques ou littéraires, privée de journaux et de correspondance, alimentant ses séances par les travaux de ses membres, et subsistant pour ainsi dire de son propre fonds, assez vivace pour résister à toutes les manœuvres dirigées contre son existence ; mais nos adversaires ne manqueraient point d'accuser mon récit d'être peu fidèle ou de le taxer du moins d'exagération. Si vous faites imprimer les procès-verbaux de vos séances, ces pièces de conviction les réduiront au silence. En produisant au grand jour ces témoignages irrécusables de vos travaux, vous en userez envers vos détracteurs comme ce philosophe de l'antiquité devant lequel un sceptique niait le mouvement, et qui marcha pour toute réponse.

(C). L'enseignement de la Médecine et de la Chirurgie en France a reçu, durant l'époque dont nous avons esquissé l'histoire, les plus heureux perfectionnemens. Avant la révolution, les étrangers n'estimaient de la Médecine française, que la partie chirurgicale. Ils avouent aujourd'hui que toutes les parties de la Médecine y sont cultivées avec le même soin et ont atteint une égale supériorité. De si remarquables changemens sont le fruit incontestable de la création des nouvelles écoles de Médecine, aujourd'hui désignées par le nom gothique de Facultés de Médecine, que leur rendit Bonaparte. Ce n'est point à nous de dire quelle place occupe la Faculté de Médecine de Paris parmi ces établissemens ; seulement il est juste d'observer que tout ce qu'il y a aujourd'hui de plus distingué dans la Médecine française lui appartient presque exclusivement. Associé de bonne heure à ses travaux, par son choix bienveillant, je fus appelé, en 1816, à combattre pour sa défense, et publiai, sans y attacher mon nom, un court parallèle des nouvelles et des anciennes écoles que certaines personnes aveuglées par des passions politiques ou par une basse cupidité, proposaient sérieusement de rétablir. Je crois devoir reproduire ce petit écrit ; l'habitude que l'on a en France de remettre souvent en question les choses les mieux décidées, peut lui donner, quelque jour, de la valeur. . . . .

. . . .

La supériorité de l'enseignement actuel de la Médecine et de la Chirurgie sur ce qui existait jadis en ce genre, passait naguère pour une vérité démontrée, lorsque quelques individus, poussés par des motifs dans l'examen desquels on ne descendra point, sont venus la contester. Non contens de la réduire en problème, ils la nient avec assurance, et réussiraient peut-être à séduire quelques esprits, si le ton même et la

violence de leurs attaques ne décelaient bientôt la nature de leurs sentimens. Dans cette discussion, qu'il
faut craindre de faire dégénérer en une scandaleuse
dispute, l'exposé véridique et rapide de ce qui existait
en France avant la révolution pour l'enseignement de
l'art de guérir, sera, si je ne m'abuse, le meilleur
moyen de réfuter les assertions de nos détracteurs.
Auteurs d'une opinion dont ils se disent les échos, ce
n'est pas eux qu'il s'agit de convaincre, mais bien ce
public impartial qui, dans une question aussi importante, ne veut suivre d'autre parti que celui de la raison et de la vérité.

Pendant plusieurs siècles, l'éducation des médecins,
à Paris, fut entièrement domestique, c'est-à-dire qu'à
défaut de professeurs publics, chaque docteur de la
Faculté tenait une école dans laquelle il expliquait à
ses disciples un certain nombre d'auteurs approuvés
par les statuts de sa corporation. Ces leçons consistaient
en des lectures, avec ou sans commentaires, de quelques traités d'Hippocrate, de Galien, et surtout des
médecins arabes, parmi lesquels Isaac tenait la première place. L'enseignement de toutes les parties des
sciences et des lettres se réduisit long-temps à de simples lectures, et cet usage s'était conservé jusqu'à nos

jours dans l'ancienne Faculté de Médecine de Paris (1), qui se glorifie, en divers endroits de ses statuts, de rester opiniâtrement attachée aux vieux usages, de se montrer toujours la conservatrice fidèle des choses anciennes, *antiquarum tenax.* Le nombre des livres dont les docteurs en médecine donnaient l'explication était circonscrit dans d'étroites limites que la Faculté avait elle-même tracées, et que ni maîtres ni disciples ne pouvaient dépasser : ces livres devaient suffire à l'instruction ; les bacheliers s'obligeaient par serment à n'en lire aucun autre, à l'exception cependant du traité d'Aristote sur les animaux, et du livre des Météores du même auteur.

Vers le commencement du seizième siècle, en 1501, deux professeurs publics furent institués dans le sein de la Faculté de Médecine : l'un d'eux était chargé d'enseigner *les choses naturelles et non naturelles ;* l'autre devait faire connaître *les choses contre nature.* En 156o, on ajouta à ces deux professeurs un profes-

---

(1) Cet usage subsiste encore au collège de France, dont les professeurs conservent le titre de lecteurs royaux, et parmi lesquels plusieurs se bornent effectivement à expliquer et à commenter le texte de quelque classique.

seur de Pharmacie ; en 1600, on y joignit un professeur d'Anatomie ; en 1634, un professeur de Chirurgie ; en 1646, un professeur de Botanique ; enfin, dans
le cours du dix-huitième siècle, des professeurs de
Chirurgie française, de Chimie et d'accouchemens.
Cette création successive semblait promettre un enseignement assez complet ; mais à quoi se réduisait-il en
réalité au moment où la révolution est venue le détruire ? c'est ce qu'il s'agit maintenant d'examiner.

Au commencement du mois de novembre, le premier samedi qui suivait la fête de tous les saints,
toute la Faculté étant assemblée et les noms de ses
membres mis dans une urne, on tirait cinq billets
portant les noms de cinq docteurs, qui, sous le nom
d'électeurs, devaient élire le doyen et les professeurs
de l'année. Le nom de ces professeurs *annuels* était
également indiqué par le sort. Choisi de cette manière, ne recevant de la Faculté que six cents francs
d'honoraires, le médecin auquel était échu l'enseignement de telle ou telle partie de la science lisait,
à quelques élèves rassemblés dans l'amphithéâtre de la
Faculté, des cahiers latins rédigés à la hâte ; et comme
l'auditoire peu nombreux s'évanouissait bientôt au
bout de quelques séances, le docteur-régent ne man-

quait point d'en prendre acte, et d'ajourner dans sa propre maison ceux qui seraient désireux d'entendre la suite de ses lectures.

L'enseignement de l'Anatomie ne différait guère de celui des autres parties de la Médecine. Seulement le professeur, assisté d'un démonstrateur tiré de la classe subordonné des barbiers-chirurgiens, lisait en latin le *compendium* anatomique qu'il avait composé, tandis que son prosecteur faisait la démonstration des parties. Sa principale occupation était de contenir ce dernier dans les devoirs de son office, et de l'empêcher de discourir sur les parties qu'il était chargé de démontrer. Les statuts de la Faculté veulent expressément que le disséqueur pris parmi les barbiers-chirurgiens, *ex tonsoribus chirurgis*, soit surveillé par le professeur, qui ne le laisse point divaguer, mais le réduise à disséquer et à indiquer les organes dont on faisait l'histoire : *Quem non sinat divagari, sed contineat in officio dissecandi et demonstrandi ea quæ enarraverit anatomica.* Il est arrivé plus d'une fois que, fatigué de ce rôle passif et secondaire, le démonstrateur s'est contenté d'indiquer les parties disséquées par de simples étiquettes qui, bientôt détachées et mêlées les unes aux autres, jetaient le professeur dans un embarras dont il lui était bien difficile de sortir, malgré le secours de ses cahiers latins compilés des plus anciens auteurs.

Vivement frappé du ridicule d'un tel enseignement, Antoine Petit voulut y porter remède. En 1788, ce médecin illustre, qui, semblable aux anciens, nos premiers maîtres, consacra, par son exemple, l'union de toutes les branches de notre art, établit à ses frais, dans le sein de la Faculté de Médecine, deux chaires, l'une d'Anatomie et l'autre de Chirurgie. Il voulut que les deux professeurs qui y seraient attachés, libéralement payés, donnassent sur ces parties importantes des leçons dignes de leur siècle et des progrès qu'avaient faits les sciences qu'ils étaient chargés d'enseigner. La révolution vint mettre obstacle à l'accomplissement d'un projet si louable et si propre à retirer l'enseignement de la Faculté de Médecine de la nullité dans laquelle il languissait depuis tant de siècles; et sans la création des nouvelles écoles, nous serions encore réduits à déplorer qu'un si noble dessein n'eût pas reçu son exécution.

Pour achever le tableau de l'état de l'enseignement dans l'ancienne Faculté de Médecine de Paris, nous devons ajouter que, cédant aux irrésistibles progrès

des lumières, et comme entraînée par le mouvement
général des esprits portés alors vers l'étude de la Chimie, cette corporation institua en 1770, pour l'enseignement de cette science, une chaire où l'on a vu
briller successivement *Roux*, *Bucquet* et *Darcet*.

L'éducation des chirurgiens ne fut long-temps qu'un
simple apprentissage, semblable à celui des autres
professions mécaniques, parmi lesquelles on se plut
long-temps à les confondre. Celui qui se destinait à
l'exercice de la Chirurgie entrait chez un maître en
qualité de garçon, et ne devenait compagnon qu'en
finissant son apprentissage, lequel durait un nombre
d'années différent suivant son aptitude et sa capacité.
Ce fut en 1724 que les maîtres en Chirurgie, toujours
gênés par la Faculté dans le droit naturel et même
positif d'enseigner publiquement, en reçurent la per-
mission expresse. Une ordonnance royale fonda cinq
chaires dans le collége de Chirurgie de Paris ; cinq professeurs furent chargés d'y enseigner publiquement la
Physiologie et l'Hygiène, la Pathologie, la Thérapeutique, l'Anatomie et les opérations de Chirurgie. *La
Peyronie* y ajouta, plus tard, cinq adjoints ; et de
plus, *Lamartinière* fonda deux nouvelles chaires,
l'une de Botanique, et l'autre de Chimie, qu'il lui

plut d'appeler chirurgicale. Un cours de maladies des
yeux, un cours d'accouchemens complétaient l'enseignement du collége de Chirurgie, dont l'École comp-
tait, au moment de sa suppression, en 1793, dix-sept
professeurs en exercice. Faiblement rétribués, puis-
qu'ils n'avaient que 1500, 1000, et même 500 francs
d'appointemens, ces professeurs faisaient deux cours
sur chacune des parties de la science : celui du matin,
suivi par les élèves, soit en médecine, soit en chirurgie; et celui du soir, presque exclusivement destiné à cette foule de garçons qui, le matin, occupés
dans les boutiques des barbiers et perruquiers de la
capitale, venaient le soir, encore tout poudreux,
saisir furtivement et à la hâte quelques préceptes sur
un art dont ils perpétuaient le déshonneur. L'a-
natomie et la chirurgie n'étaient plus enseignées en
dix leçons, comme on voit, par les ouvrages de
Dionis, que c'était l'usage au dix-septième siècle.
Cependant la plupart des cours ne se faisaient que
deux fois par semaine, et ceux dont les leçons étaient
plus multipliées ne se prolongeaient point au-delà de
trois mois (1).

____

(1) « L'ouverture des écoles a lieu le premier lundi libre du

Tout incomplet qu'était cet enseignement, il paraîtra encore préférable à celui de la Faculté de Médecine; mais plusieurs vices essentiels, les uns tenant
à la nature des choses, et les autres à l'incurie des
professeurs, ne tardèrent pas à s'y introduire. Les
cours sur les diverses parties de la science ne pouvaient être que tronqués; l'usage n'ayant point
exactement déterminé quelles étaient les choses dont
les médecins s'étaient exclusivement réservé la connaissance. C'était en vain qu'ils avaient voulu ren-

------

» mois de mai, par un discours public, qui doit être prononcé
» dans l'amphithéâtre par l'un des professeurs. Le cours de phy-
».siologie commence le même jour, et continue tous les lundis et
» jeudis de chaque semaine. Celui de pathologie commence le
» mardi suivant, et continue les mardis et vendredis. Celui de
» thérapeutique commence le mercredi de la même semaine, et
» continue tous les mercredis et samedis. Ces cours finissent à la
» Saint-Martin.

» Le cours d'anatomie commence le premier lundi libre après
» la Saint-Martin, et continue les lundis, mardis, jeudis et ven-
» dredis de chaque semaine jusqu'au 15 février. Le cours d'opé-
» rations commence le premier lundi libre après le 15 février, et
» continue jusqu'au mois de mai. » (Calendrier à l'usage du Collége de Chirurgie de Paris, pour l'année 1793.)

fermer toute la chirurgie dans la division de ce qui est uni, l'union de ce qui est divisé, et l'extraction des corps étrangers; les chirurgiens refusaient d'obéir au décret par lequel la Faculté de Médecine avait statué quelles choses étaient de leur compétence : *quænam essent chirurgica.* Souvent les professeurs laissaient à des adjoints le soin de faire leurs cours, en leur abandonnant une faible portion de leur modique salaire. Les leçons de plusieurs se bornaient à la lecture de simples cahiers, dont l'impression venait quelquefois révéler toute la médiocrité. C'est ainsi que la physiologie de Bordenave et la pathologie de Hévin nous prouvent combien les leçons de ces professeurs étaient au-dessous des connaissances acquises au moment où leurs traités parurent; et combien ce mur d'airain que, suivant le vœu de La Peyronie, les chirurgiens s'efforçaient d'élever entre la chirurgie et la médecine proprement dite, avait rétréci leur vues et rapetissé leurs conceptions.

Les choses en étaient venues à ce point, dans les temps qui ont immédiatement précédé la destruction du collége de Chirurgie, qu'une école rivale, occupée par un seul professeur (c'était Desault), avait pris tout-à-fait la place de l'enseignement public.

L'étude approfondie et même minutieuse de l'anatomie, la théorie et la pratique des opérations chirurgicales, voilà tout ce dont se composait l'enseignement chirurgical. Le grand maître que nous venons
de citer le réduisait même avec une sorte d'affec-
tation à ces deux élémens ; en sorte que l'enseignement de la médecine proprement dite, étant absolument nul dans les écoles de chirurgie, et la multitude de ceux qui les fréquentaient étant condamnée
par la force des choses à ne faire que de la médecine,
on a pu dire, avec juste raison, qu'ils en sortaient
pour exercer un art qu'ils n'avaient point appris.

Supposons en effet, et cette supposition n'est pas
fort éloignée de la vérité, que, sur environ quinze
cents élèves qui fréquentaient annuellement les écoles
de chirurgie, vingt fussent destinés à la pratique des
grandes opérations, 1480 étaient réduits à faire de
la médecine ; car aucun d'eux ne se bornait à exercer
la partie ministrante de l'art, comme, établir des
cautères, poser des sangsues, appliquer des vésicatoires, faire des saignées, et autres opérations dans
lesquelles de simples garde-malades auraient pu les
remplacer. Peut-être eût-il mieux valu leur apprendre
à discerner une fièvre tierce simple d'une intermit-

tente pernicieuse que de consumer le temps si court de leur éducation à l'étude approfondie des innombrables procédés successivement inventés pour l'exécution de la lithotomie. Un chirurgien sortait de l'école, capable d'extraire une pierre de la vessie, par l'opération du haut appareil, et complètement inhabile, soit à traiter la fièvre gastrique la moins compliquée, soit même à combattre l'affection fébrile qui peut compliquer une plaie.

Si de la Faculté de Médecine, et du Collége de Chirurgie de Paris, nous passons à l'enseignement des universités et facultés de médecine de la province, à celui qui existait ou devait exister dans les colléges, communautés, lieutenances et prevôtés des chirurgiens du royaume, nous retrouverons les mêmes abus, et des imperfections encore plus choquantes. Seule, l'Université de Médecine de Montpellier donnait un enseignement réel, et ses professeurs, peu nombreux, mais libéralement payés, attiraient à leurs leçons plus des deux tiers des étudians du royaume. C'était, de toutes les anciennes écoles de Médecine, celle qui ressemblait le plus aux facultés actuelles. Les professeurs, nommés par la voie du concours, remplissaient à vie les nobles et difficiles fonctions

dé l'enseignement, en recevaient une existence honorable, et pouvaient s'y livrer tout entiers ; tandis que
partout ailleurs les professeurs, peu rétribués, et
souvent renouvelés chaque année, comme nous l'a-
vons vu dans la Faculté de Médecine de Paris, ne se
livraient qu'avec dégoût à des fonctions qui ne leur
promettaient aucun dédommagement des longs et
pénibles travaux qu'elles exigent. Si parfois le zèle
d'un professeur venait à bout de vaincre ce concours
décourageant de circonstances défavorables, ces efforts isolés et sans suite ne relevaient point l'enseignement de la nullité dans laquelle il croupissait
depuis si long-temps.

Que si le lecteur nous accuse de relever avec partialité les défauts de nos prédécesseurs, il nous suf-
fira, pour écarter ce reproche, de laisser parler ici
les hommes les plus capables de les apprécier. La
Société royale de Médecine, appelée, en 1789, à
signaler les vices nombreux des études médicales, et
consultée sur les réformes demandées de toutes parts,
ne laisse rien à désirer à qui veut connaître l'état
misérable de l'enseignement de la médecine dans les
anciennes écoles.

« Nous dirons (ce sont les propres expressions de

« MM. les membres de la Société royale (1)), nous
» dirons qu'il n'existe pas dans tout le royaume une
» seule école où les principes fondamentaux de l'art
» de guérir soient enseignés dans leur entier; que
» notre profession est peut-être la seule où celui qui
» sait, et que son expérience a formé, ne sert point
» de guide à celui qui s'essaie et qui a besoin d'ap-
» prendre; que s'instruire par ses propres fautes, est
» la seule ressource qui reste au jeune médecin
» pour avancer dans la carrière; que des examens
» faciles et presque nuls ont tellement multiplié le
» nombre des docteurs ignorans et des charlatans
» avides, que la fortune et la santé des citoyens en
» sont menacées de toutes parts; que cette multitude
» poursuit avec acharnement ceux qui font autre-
» ment qu'elle, et que le public ne s'est montré que
» trop souvent docile à ses inspirations; que, désolées
» par des épidémies désastreuses, et plus malheu-
» reuses encore que les villes, les campagnes, ou
» restent sans secours, ou sont presque toujours li-
» vrées à des personnes dont l'inexpérience est pour
» elles un fléau de plus; que, vicieux dans leurs pré-

____

(1) Histoire de la Société royale de Médecine, 1787-1788.

» parations, et altérés dans leurs mélanges, les mé-
» dicamens qu'on y répand parmi le peuple sont
» autant de poisons qu'on lui vend, ou qu'on lui
» donne; nous ajoutons, qu'exercée par deux classes
» d'hommes toujours ennemies ou rivales, la mé-
» decine n'a que trop souvent été funeste à ceux près
» desquels ont éclaté leurs débats; et chacun dira
» sans doute avec nous qu'il est temps de remédier
» à tant de maux et de mettre fin à ces dissensions.

. . . .

» Que peut-on attendre, en effet, de quelques
» années d'étude, qui se passent à dicter ou à lire des
» prolégomènes de médecine uniquement formés de
» définitions et de divisions stériles? » . . . .

» Il est, hors des facultés, une classe d'hommes
» que le public ne cesse d'appeler à la pratique de
» notre art, quoique primitivement il paraisse leur
» être étranger, et qu'ils n'y soient nullement au-
» torisés par leurs statuts; ce sont les chirurgiens.
» Plusieurs d'entre eux, après avoir pratiqué long-
» temps la médecine, sont, à la vérité, parvenus à
» l'apprendre; mais puisque les circonstances les plus
» impérieuses les portent à l'exercer, la nation a le
» plus grand intérêt à ce qu'ils l'étudient, il entre

» dans ses devoirs de leur en faire une loi; de sorte
» que ce n'est pas seulement un article de conve-
» nance, mais encore de justice, et de la plus indis-
» pensable nécessité, que, dans la suite, tout chi-
» rurgien soit médecin. » . . . . :

Que pourrions-nous ajouter sur les vices de l'enseignement de la médecine et de la chirurgie dans les
anciennes écoles, qui fût énoncé avec plus de précision, plus de force, et surtout qui fût moins suspect
de partialité?

Les auteurs de la loi du 14 frimaire an 3 (décembre
1795), cédant au vœu unanime des hommes éclairés,
réunirent dans la même école l'enseignement indi-
visible de toutes les parties de l'art, et fondèrent des
établissemens dignes de rivaliser un jour avec avantage les célèbres écoles d'Edimbourg, de Vienne, de
Pavie, etc., alors, comme aujourd'hui, l'ornement
et l'orgueil des nations voisines. Des chaires spéciales
y furent établies pour l'enseignement séparé de l'a-
natomie, de la physiologie, de l'hygiène, de toutes
les branches de la pathologie et de la thérapeutique.
Toutes les sciences physiques et naturelles, envisagées
dans leurs rapports avec la médecine, y trouvèrent
leur place. Pour la première fois, on vit en France

la médecine enseignée au lit des malades. En effet, l'enseignement public et régulier de la médecine et de la chirurgie cliniques date de cette époque, si féconde en grands évènemens? L'impartiale postérité dira si la Faculté de Médecine de Paris a répondu dignement aux vues élevées de ses fondateurs : elle seule, peut-être, saura apprécier avec justesse et réduire à leur valeur ces bruits calomnieux, ces assertions mensongères qu'on s'efforce d'établir et de répandre.

Mais, il faut en convenir, les détracteurs des nouvelles écoles avouent qu'elles sont établies sur le plan le plus régulier et le plus vaste, ajoutant que, si les professeurs remplissaient exactement leurs devoirs, toutes les parties de la science s'y trouveraient complètement enseignées. En conséquence, ils demandent à grands cris le rétablissement de l'ancien état des choses, avec ses innombrables abus ; comme s'il était raisonnable et juste de s'en prendre aux institutions, de la manière dont les individus s'acquittent de leurs devoirs. C'est bien le cas ici de répéter l'antique adage : *Non crimen artis, si quid professoris est.* Mais l'évidente fausseté de la plupart des reproches qui nous sont adressés, l'exagération même de ceux qui paraissent, au premier coup d'œil, avoir quelque fondement, indiquent dans leurs auteurs un tel degré de mauvaise foi, qu'il devient inutile de s'y arrêter plus long-temps.

(D) En écrivant ceci, j'ignorais que dans un livre imprimé vers la fin du dix-septième siècle, et que m'a fait connaître mon honorable collègue M. Cullerier oncle, Chirurgien en chef de l'hôpital des Vénériens, il fût question des bougies de cire, employées comme moyen explorateur des rétrécissemens du canal de l'urètre. « Il faut, dit Lemonnier, chi- » rurgien de Paris au dix-septième siècle, pousser » une bougie faite avec une mèche assez forte, et de » la cire qui passant aussi jusqu'au dzlà de la car- » nosité, nous indiquera, pour peu de séjour qu'elle » fasse dans la partie, l'endroit et l'étendue de cette » excroissance, par la compression, la figure et la » marque qu'elle imprimera dessus la cire. » Suivent de longs détails sur la cautérisation de la carnosité dont l'empreinte a fait connaître le siége et l'étendue (1).

---

(1) Nouveau Traité de la maladie vénérienne, et de tous les accidens qui la précèdent et qui l'accompagnent; avec la plus sûre et

Il est impossible de ne pas voir, dans ce passage, l'idée du procédé de Ducamp, assez clairement exprimée ; mais rien de plus vain en soi que ces éternelles questions de priorité pour des idées mécaniques, qui ont dû nécessairement s'offrir à plusieurs personnes, dont la plupart y ont attaché trop peu d'importance pour s'enquérir si aucun n'y avait encore songé. Pour diriger plus sûrement le porte–caustique de Ducamp vers le point sur lequel il doit agir, M. Amussat vient d'imaginer un long stylet, précédant le porte-caustique, auquel il sert de conducteur, de manière à ce qu'on n'introduit celui-ci qu'après avoir traversé le rétrécissement avec l'extrémité boutonnée du stylet. Le même long stylet d'argent flexible est quelquefois employé par M. Amussat pour faire glisser sur lui et porter jusqu'au rétrécissement une canule terminée par huit arêtes tranchantes, présentant chacune une saillie presque imperceptible. Avec ce dernier instrument, véritable urétrotome, on incise les parois épaissies de l'urètre sur huit points différens ; et comme chaque incision est d'un quart de ligne, pro-

---

la plus facile méthode de les guérir ; par LEMONNIER , Paris, 1688 , 1 vol. in-12, page 85.

portionnée à la saillie des arêtes tranchantes, on obtient ainsi un élargissement de deux lignes sur toute
la circonférence. Bien que la précaution prise par
M. Amussat, d'oindre avec du suif l'extrémité de la
canule, afin de couvrir la saillie des tranchans de son
urétrotome nous paraisse insuffisante, l'usage de cet
instrument doit entraîner encore moins de danger
que l'emploi des caustiques.

En ce moment tous les efforts de la chirurgie tendent à imaginer, contre les rétentions d'urine produites par les rétrécissemens de l'urètre, des moyens
dont l'action douce soit accommodée à l'extrême sensibilité et à l'exquise délicatesse de ces parties. C'est
ainsi que, comme on l'a vu, les bougies et les sondes
élastiques sont aujourd'hui d'un emploi moins général
peut-être que les bougies emplastiques, et que, pour
favoriser leur introduction, Sœmmering a proposé
l'injection préliminaire du canal, avec de l'huile d'a-
mandes douces, ou simplement avec de l'eau tiède ;
cette injection paraît même suffisante à M. Amussat
pour dilater la coarctation et faire cesser la rétention
des urines, surtout si on la fait avec une bouteille de
gomme élastique, graduellement comprimée par le
moyen d'un appareil à vis de pression.

Ces travaux de M. Amussat, ceux qu'a entrepris et suit dans la même direction, M. le D^r. Emery, consoleront, quelque jour peut-être, la science de la perte récente et prématurée qu'elle vient de faire dans la personne de M. le Docteur Aumont, à l'instant où ce jeune et habile praticien projetait la publication d'un travail complet sur le traitement des rétentions d'urine produites par les rétrécissemens de l'urètre.

(E) Au moment où j'écrivais ce passage, M. le professeur Béclard, plein d'ardeur et de vie, promettait à la chirurgie française un illustre appui ; quelques jours encore, il n'existait plus. Consterné de sa fin inopinée, la douleur m'inspira quelques lignes qu'une indisposition subite et grave m'empêcha de prononcer sur sa tombe. La Faculté de Médecine de Paris, au nom de laquelle je lui rendais ce dernier hommage, les ayant jugées dignes de l'impression, je crois devoir à sa mémoire de les reproduire dans cet écrit.

« L'asile de la tombe se fermait à peine sur les restes de Percy, lorsque, indifférente à la célébrité naissante comme à la renommée acquise, la mort y précipite l'un de nos plus jeunes et de nos plus savans professeurs, M. Béclard. Que chargé d'ans et d'honneurs, un homme accomplisse par son trépas la courte destinée des mortels, quelque vifs que soient nos regrets, la raison vient bientôt en tempérer l'amertume, et doit nécessairement en abréger la durée ; mais qu'assemblage heureux des dons de la nature et des fruits de l'étude, le talent apparaisse sur la scène du monde pour disparaître aussitôt, le sentiment et la raison s'irritent à la fois de cette injustice du sort, et nous laissent en proie à une douleur sans terme comme sans mesure.

« Telle est l'affliction que nous inspire ta fin si rapide et si imprévue, toi qui brillais parmi tes collègues par une instruction si profonde, jointe à une raison si lumineuse ; toi en qui nous pouvions admirer le précieux avantage d'une élocution tout ensemble claire, brillante et précise ; toi qui nous offrais l'alliance si rare de l'érudition et du génie !

« Tes leçons et tes écrits enflammaient l'émulation de ces élèves nombreux (1) en ce moment réunis pour te

----

(1) Jamais concours ne fut, en effet, plus nombreux. Accourus de tous les points de la capitale et de ses hospices les plus éloignés, tous les étudians en médecine, tous les jeunes médecins, vêtus de noir, au nombre d'environ trois mille, ont offert en cette occasion le plus touchant des spectacles. Ils ont voulu porter eux-mêmes

rendre les derniers devoirs, et acquitter envers tes
mânes du moins la dette de la reconnaissance. Victime
de ton zèle immodéré pour leur instruction, et de ton
ardent amour pour l'étude, tu comptais au nombre
de tes jouissances les plus vives les témoignages d'a-
mitié et d'estime que tu recevais de tes collègues
MM. les Professeurs de la Faculté, sorte de seconde
famille au milieu de laquelle tu te plaisais à vivre,
sortant de cette autre famille, maintenant inconso-
lable, dans le sein de laquelle le bonheur t'enchaînait
par des liens si puissans et si doux! Tes vertus furent
égales à tes talens; tu dédaignas la vogue, et tu as obtenu la gloire; ta renommée, quoique étendue, était
encore inférieure à ton savoir : mais tu grandiras dans
l'avenir, ombre vénérée, objet éternel de nos hommages et de nos regrets!!! »

(F) Cet éloge de l'Angleterre, publiquement pro-

---

les restes de leur maître depuis son domicile jusqu'à l'église de
Saint-Sulpice, et de là jusqu'au cimetière du Père La Chaise,
distant d'au moins une lieue. Leur longue colonne se déployait
lentement le long des rues et des quais de la capitale aux yeux des
citoyens étonnés d'une affluence aussi extraordinaire, jointe à une
douleur aussi générale et aussi vive.

noncé, a fait dire qu'en cette occasion l'auteur avait manqué de patriotisme. Or, comme toutes ses paroles étaient l'expression d'un sentiment vrai, et d'une con-viction profonde, recherchant si ce reproche était mérité, il s'est trouvé conduit à l'examen de cette qualité qu'anciens et modernes ont à l'envi déifiée sous le nom d'amour de la patrie. Comment l'égoïsme, passion odieuse chez l'individu, a-t-il été divinisé sous le nom de patriotisme? Ces collections d'individus que l'on nomme sociétés, sont évidemment, comme l'in-dividu lui-même, soumises à toutes les chances d'i-gnorance et d'erreur; comme l'individu, ces portions de l'espèce humaine parcourent une suite d'âges ou de périodes correspondans aux phases successifs de la vie. Comme l'enfant, les nations naissantes sont pro-fondément égoïstes, ignorantes d'abord, esclaves de leurs sensations, et bientôt dupes de leur imagina-tion, et gouvernées par des terreurs chimériques. C'est alors l'âge du patriotisme. Nulle part ce sentiment n'est plus profond et plus exalté que chez ce sauvage pour qui tout homme étranger à sa peuplade est un ennemi, dont il brûle de dévorer la chair et d'enlever la chevelure. Jamais dans leurs plus beaux temps, Rome ni la Grèce n'ont offert de modèle plus accompli de l'égoïsme national, porté à ce degré où il étouffe tout ce qu'il y a de moral et d'humain dans notre nature. Voyez aussi avec quel talent, ou pour mieux dire, avec quel bonheur, ce penchant né de l'ignorance, a été encouragé, cultivé, exploité, pour le malheur de notre espèce. Je crois entendre encore (1) ce misérable sycophante, cet usurpateur des pouvoirs publics, chez une nation trop confiante, et qui, façonnée d'ailleurs par un long esclavage, ne pouvait aisément passer du régime des lettres de cachet à celui d'une véritable liberté !

Le renversement de cette vieille idole est réservé au temps, à une plume plus éloquente, secondée par l'instruction, plus généralement répandue parmi les hommes ; mais il était nécessaire de quelques réflexions sur le patriotisme considéré en lui-même, pour arriver à la preuve que le passage en question n'a rien de faux ni d'exagéré.

En parcourant l'histoire des progrès récens de la

---

(1) « Français, souffrirez-vous que l'étranger vienne souiller la » gloire de cette couronne que vous avez placée sur ma tête, et que » le souverain pontife a lui-même sanctifiée par l'onction du » Seigneur ? »

chirurgie, on trouve que dans ce grand nombre de peuples qui couvrent la terre, deux nations européennes, seules, y ont essentiellement contribué; puis examinant dans quelle proportion la France et l'Angleterre ont ajouté depuis trente années à la masse des connaissances acquises, on le reconnaît sans peine, la part que les chirurgiens anglais peuvent revendiquer, est la plus considérable. Ce sera sous le nom de chirurgie anglaise, *schola anglica*, que le continuateur de la Bibliothèque chirurgicale de Haller, devra faire l'histoire de la chirurgie actuelle (1). Fallait-il, par un misérable respect des préjugés nationaux, taire tant d'éclatantes et d'utiles découvertes, en atténuer le mérite et la valeur, ou les revendiquer sans titres légitimes?

D'ailleurs ce n'est point en chirurgie que le parallèle des deux nations est le plus choquant pour notre vanité. En chirurgie, nous fûmes leurs premiers maî-

----

(1) Bibliotheca chirurgica, 2 vol. in-4°. Le lecteur me saura gré de rapporter ici les divisions principales de cet excellent livre. (I. Græci. II. Arabes. III. Arabistæ. IV. Instauratores. V. Schola Italica. VI. Chirurgia Gallica. VII. Chirurgia perfectior. VIII. Tempora novissima.)

tres ; Ambroise Paré et Franco précédèrent Wiseman de près d'un siècle, et, dans les temps postérieurs, l'avantage passa souvent d'un peuple à l'autre. En est-il de même dans les sciences et dans les arts plus essentiels peut-être au bonheur de l'homme, au perfectionnement de l'esprit humain, à la gloire des sociétés? Cette science, qui, par son importance, domine toutes les autres, celle du meilleur gouvernement parmi les hommes, naquit en Angleterre, et nous sommes heureusement en ce genre leurs premiers imitateurs. Lorsque, fatigués de quatorze siècles de *bonheur*, et surtout justement révoltés de l'odieuse inégalité avec laquelle les diverses conditions de la société étaient appelées à en supporter les charges, las enfin de reconnaître le droit de conquête, les Français en appelèrent à la force, combien de maux eussent été prévenus par l'adoption pure et simple de ces formes, dès long-temps éprouvées, et qu'alors repoussèrent notre ignorance et notre vanité, décorées du beau nom de patriotisme ! Dirai-je ici l'agriculture, les communications faciles, l'industrie manufacturière, la science du crédit, etc., etc., importées d'Angleterre? mais, plus encore que notre langue, notre nation est *une gueuse fière à qui l'on doit faire l'au-*

mône malgré elle. On me reprocherait d'ailleurs avec justice que cette note déjà trop étendue est étrangère à mon sujet.

Toutefois je ne puis résister au désir d'écrire une réflexion dernière. Cet esprit misérable d'envie et de rivalité, qui divise les nations comme les individus, déçoit à leur insu les meilleurs esprits. Une guerre est allumée entre les peuples barbares qui habitent l'Inde au-delà du Gange et l'Angleterre. Le résultat de la victoire sera, avec un accroissement de puissance, pour le vainqueur, une grande amélioration dans le sort des vaincus, soustraits au joug du despotisme le plus insolent et des superstitions les plus avilissantes. Eh bien, beaucoup d'hommes parmi nous souhaitent que dans cette lutte la barbarie triomphe de la civilisation, que les Anglais soient expulsés de l'Inde, afin sans doute que cette belle contrée soit rendue tout entière au joug des nababs et des bramines ; afin que les sacrifices humains y recommencent sans gêne et sans obstacle ; afin que les brames se plaignant que la foi diminue, ne soient pas réduits à rouler au loin le char sous les roues duquel l'Indien hébété jette ses enfans en sacrifice ; afin que des mères aveuglées par la super-stition, puissent, sans craindre la police anglaise, jeter leurs enfans nouveau-nés dans la gueule des requins et des crocodiles sacrés de l'embouchure du Gange ; afin que les veuves indiennes puissent s'immoler sans espoir d'en être détournées, et monter sur le bûcher en mémoire de leurs époux !!!

A l'époque actuelle, pour peu qu'il y réfléchisse, tout homme raisonnable conviendra que, favorables ou contraires aux intérêts des autres gouvernemens, tous les succès obtenus par l'Angleterre sont autant d'avantages pour l'humanité.

Les chirurgiens anglais qui de nos jours ont illustré la chirurgie par leurs travaux, sont principalement MM. Abernethy, Blizard, Astley Cooper, Charles Bell, Lawrence, Brodie, Hodgson, Jones, Younge, pour la plupart attachés à quelqu'un des hôpitaux de Londres.

(G) En ce moment, tous les efforts des savans d'Allemagne, d'Angleterre, de France et d'Italie, etc., etc., les travaux de tous les hommes qui, dans les diverses contrées de l'Europe, cultivent les sciences naturelles, se dirigent vers la connaissance de ces appareils, qui mettent plus particulièrement les espèces animales et l'homme en rapport avec le principe d'action le plus énergique et le plus univer-

sellement répandu dans la nature, principe qui jusqu'à ce jour est connu sous le nom de fluide électrique. Ces recherches suivies de toutes parts avec une
ardeur qui n'a rien d'égal, sinon l'importance des
résultats obtenus, et l'importance plus grande encore
des résultats qu'on espère, ont appris déjà que l'instrument de la volonté et des idées, variable comme
l'intelligence départie aux diverses espèces animales,
le système nerveux et cérébral, présente dès différences de conformation, de volume, d'arrangement
de proportions, etc., etc., aussi nombreuses que
l'étendue de l'intelligence et l'énergie de la volonté.
Il est également reconnu que c'est toujours par
l'extension et la multiplication des surfaces, au
moyen de plicatures, que la force des appareils mé-
dullaires ou nerveux se trouve augmentée par un
mécanisme en tout semblable à celui dont usent les
physiciens dans la fabrication des appareils électro-
moteurs.

C'est là que se trouve la clef ou l'explication véritable des phénomènes de la vie, si différens, au premier abord, de ceux que présente la matière inerte.
N'oublions point que, depuis un siècle à peine, ce
principal agent des opérations de la nature est l'objet

d'une étude sérieuse ; que depuis plusieurs milliers d'années on n'avait vu dans l'attraction et la répulsion alternatives de la paille par l'ambre qu'un simple amusement, et dans les cerveaux et les nerfs que des masses d'albumine à demi concrète. Au milieu du dix-huitième siècle, Franklin s'appliqua à l'étude de l'électricité, maîtrisa la foudre et désarma les dieux ; au commencement du dix-neuvième, Volta construisit sa pile et fournit aux chimistes le moyen le plus puissant qu'ils possèdent pour pénétrer dans la connaissance de la composition intime des corps. Que ne promet point une telle carrière suivie avec tant de persévérance et tant d'ardeur!!! On ne saurait trop le répéter, c'est là qu'est pour les médecins le mot de l'énigme. Jusque là leurs travaux, leurs recherches, leurs querelles sur la théorie des maladies, sur la pathogénie, sont, philosophiquement parlant, tout-à-fait pitoyables.

La Physiologie, ce vrai fondement de la Médecine, a fait en France, depuis le commencement du siècle, des progrès égaux au moins à ceux de toutes les autres parties des sciences humaines. Les travaux de Bichat, et, si j'ose dire, l'ouvrage que j'ai publié, ont, dès les premières années du siècle, ouvert la carrière aujourd'hui parcourue par une foule de talens, à la tête desquels il faut placer mon élève le plus distingué, M. Magendie, cet expérimentateur habile, dont les Principes de Physiologie auraient obtenu plus de succès, s'il n'avait oublié qu'avec le mérite le plus éclatant, il est impossible de faire à soi seul toute une science. A sa suite marche cette foule de concurrens au prix annuel de physiologie, fondé par un simple particulier, M. de Monthion, et décerné par l'Académie des Sciences, MM. Adelon, Serres, Flourens, Ségalas, Edwards, Desmoulins, Fodera, etc., aux travaux desquels je me suis toujours plu à rendre justice, bien que plusieurs d'entre eux oublient trop peut-être qu'ils ont puisé leur première instruction dans les *Nouveaux Elémens de Physiologie,* dont l'auteur, il est vrai, ne siége point parmi les juges du prix auquel ils aspirent.

Réjouissons-nous toutefois de la bonne impulsion donnée, et de l'heureuse direction que suivent aujourd'hui les études médicales en France : elles sont au nombre des choses dont l'état est le plus prospère. On les voit fleurir malgré les évènemens dont le souvenir m'est si douloureux, et dont un autre pourrait parler ; je n'en ai pas le courage ; elles s'améliorent

chaque jour, malgré l'aveugle distribution des ré-
compenses et des faveurs, et leur excessive multipli-
cité qui en ôte tout le prix.

Dans l'état actuel des sociétés, la nature des gouvernemens sous lesquels vivent les hommes, détermine
assez exactement la mesure de leur intelligence et de
leur industrie ; et, sans sortir de la partie du monde
que nous habitons, il est facile de voir que les progrès
des sciences et des arts utiles en Europe, sont dus
presque uniquement aux deux peuples qui jouissent
de la liberté la plus étendue, et que chacun d'eux y
a contribué dans la proportion du degré de liberté
qui lui est accordé. Depuis près d'un siècle et demi,
l'Angleterre jouit de tous les bienfaits du meilleur
mode de gouvernement possible dans l'état actuel
des sociétés européennes. Indispensable au degré
de civilisation où nous sommes parvenus, ce régime nous est promis, mais une lutte véritable
existe encore en France, entre la monarchie con-
stitutionnelle et la monarchie féodale. Soumis à la
double influence du système représentatif et du
château, tiraillés en sens contraire, les gouvernans,
c'est-à-dire les ministres, suivent nécessairement
une marche vacillante et pénible. Voilà la véri-

table raison de la faiblesse que montrent, arrivés au pouvoir, certains hommes d'un talent incontestable et incontesté. J'ai toujours été ministériel, en ce sens que faire mieux, m'a toujours paru impossible dans une situation toujours douteuse. Toutefois la question est pendante et nous presse avec toutes ses conséquences ; toutes les choses qui importent au bonheur des hommes réunis en sociétés, l'aisance individuelle, la liberté, le perfectionnement de l'industrie, l'honneur national, la splendeur des arts, l'avancement des sciences, y sont directement intéressés. Si les efforts des hommes qui travaillent à nous faire remonter le fleuve du teinps étaient couronnés par le succès ; si l'on ne parvenait, suivant les expressions de l'écriture, à *tuer le vieil homme* ; soumis comme elles au sceptre des Bourbons, le *grand* peuple descendrait infailliblement au niveau de l'*héroïque* nation espagnole, et de l'*invincible* nation napolitaine.

Au moment où s'achève l'impression de cet ouvrage, l'auteur acquiert la preuve qu'il est aussi difficile d'écrire l'histoire contemporaine, dans ce qui a trait aux sciences et aux arts, que pour ce qui concerne la politique. La suture du voile du palais, faite dans le but de remédier aux cas de division congéniale ou accidentelle de cette partie, est vivement revendiquée par M. le professeur Grœfe de Berlin, lequel affirme avoir imaginé cette opération avant notre collègue, M. le professeur Roux. Les instrumens dont se sert M. Grœfe, et qu'il a fait graver dans un journal scientifique et littéraire en regard de ceux de M. Roux, n'en diffèrent point essentiellement. Tout se réduit donc à la question de l'antériorité ; lequel de ces messieurs a le premier proposé d'étendre aux divisions du voile du palais, l'opération du bec de lièvre ; lequel a eu le premier cette heureuse idée, et le premier l'a mise à exécution? Nous disons cette heureuse idée et non cette inspiration du génie ; car en cela, du moins, les prétentions de M. le professeur Grœfe sont évidemment exagérées. On aerait à bon marché un homme de génie s'il suffisait d'avoir, guidé par l'analogie, proposé d'agir de la même façon dans deux cas de maladies à peu près semblables (les divisions des lèvres et celles du voile du palais). Cependant, la justice rigoureuse exige que M. le professeur Grœfe soit reconnu comme ayant le premier conçu et exécuté la suture du voile du palais. En effet, c'est au printemps de l'année 1816 qu'il a pratiqué cette opération pour la première fois, et au mois de décembre de la même année il en a entretenu la Société de médecine de Berlin, en lui présentant les instrumens dont il avait fait usage. Le Ier numéro du Journal de Médecine pour l'année 1817, par Hufeland, contient la description de ce procédé opératoire, mis seulement à exécution par M. Roux en 1819. Nous ne pensons point toutefois, comme le présume M. Græfe, que de jeunes médecins, élèves de l'université de Berlin, en aient fait part à notre confrère, ni qu'il en ait lu la description dans le journal d'Hufeland, journal auquel la Faculté de Médecine de Paris est abonnée ; et que, sciemment du moins, il ait voulu briller d'une gloire usurpée. Le ton de candeur et de véracité avec lequel il a exposé ses premiers essais en ce genre, nous répond de sa bonne foi. C'est un malheur pour lui et pour nous qu'un chirurgien étranger ne lui ait laissé que le mérite de l'imitation et de l'introduction en France d'une méthode aussi ingénieuse qu'utile.

Reste pour nous l'assez grand ridicule d'avoir prodigieusement louée, comme nouvelle, dans une séance publique de l'Académie royale de Médecine (Section de Chirurgie, 7 janvier 1825), la suture du voile du palais, en négligeant d'examiner si les réclamations de M. le professeur Grœfe étaient fondées. Mais si pourtant quelque chose doit nous consoler de cette étrange mystification , et peut-être nous absoudre , l'Académie des Sciences a décerné un prix d'encouragement à M. Roux pour avoir pratiqué le premier (en France sans doute, car nous ne pensons pas qu'une compagnie aussi respectable puisse faillir) l'opération de la staphylloraphie.

L'Allemagne n'est point, comme on voit, étrangère à ce mouvement d'amélioration progressive qui caractérise l'époque dont, historien impartial, mais non pas impassible, nous avons retracé les travaux et les découvertes en thérapeutique chirurgicale. Pourquoi la contrée dans laquelle naquit, au commencement du seizième siècle, la doctrine de l'examen, ne marcherait-elle point l'égale des peuples les plus avancés dans la carrière des sciences et des arts? Les vices des gouvernemens pourraient seuls y mettre obstacle.

Mais à l'époque où nous sommes, si l'on en excepte l'Autriche, seule stationnaire avec opiniâtreté et même rétrograde, un esprit général de perfectionnement semble animer l'antique Germanie , trop heureuse si les maîtres de la postérité des Pannoniens, des Daces, et de toutes ces peuplades barbares qu'autrefois Rome asservit à son empire, ne parviennent pas à comprimer un si noble essor. Tous les historiens s'accordent pour célébrer Vienne sauvée en 1683 par l'héroïque courage de Jean Sobieski ; mais cette cité eût été conquise, qu'en supposant les Turcs ne poussant pas plus loin leurs avantages, la chose aurait été plutôt heureuse que fatale aux progrès de l'esprit humain. Vienne, à la vérité, ne serait pas la ville où, proportionnellement au nombre des habitans, l'on mange davantage ; le *sublime* Mozart, l'*immortel* Haydn, n'eussent point composé ces symphonies, ces sonates, ces oratorio, ces opéras qui charment les oreilles des amateurs de musique ; et, pour rentrer dans notre sujet, nous n'eussions point vu en médecine cette suite de barons ridicules, auxquels, depuis Vanswieten jusqu'à Stift, les empereurs d'Autriche ont confié le soin de leur santé, et la police de la librairie dans leurs vastes états !

Quelqu'un reprochera peut-être à l'auteur le nombre et surtout l'étendue de ces notes, dans lesquelles, débarrassé des règles d'une composition régulière, il se permet de fréquentes excursions sur toute espèce de sujets ; mais il invoquerait au besoin, comme exemple et comme excuse, Pierre Bayle dans son dictionnaire historique et critique. Ce grand homme, pour parler le langage de Montesquieu, et non celui du faible auteur du poème de la Grâce, est, sans contredit, le premier des philosophes français du dix-septième siècle, et ce rang ne saurait lui être disputé, ni par le père des tourbillons (1), qui, tout en recommandant le doute, ne sut jamais douter; ni par cet autre visionnaire (2), employant à la recherche de la vérité l'imagination, sa plus mortelle ennemie. Le serait-il avec plus d'avantage par l'éloquent écrivain (3) qui le premier se servit d'une prose élégante et française pour tourner en ridicule cette société célèbre, que nous voyons renaître aujourd'hui aussi active et non moins puissante?

(1) Descartes.

(2) Mallebranche.

(3) Pascal.

FIN.

TABLE

DES AUTEURS ET DES MATIÈRES.

FIN DE LA TABLE DES AUTEURS ET DES MATIÈRES.

9 782016 161166